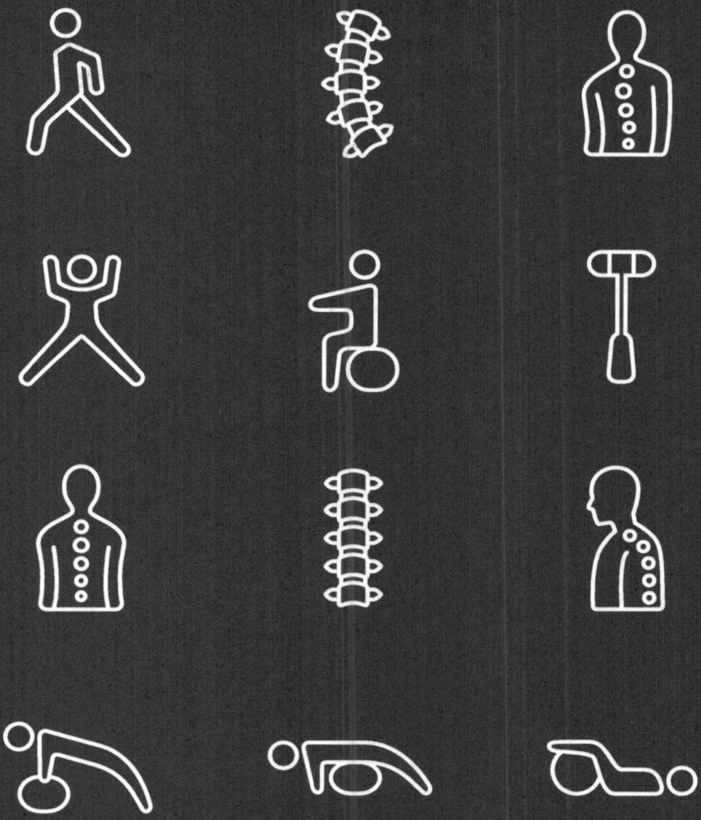

Fisioterapia aplicada à pessoa idosa: aspectos básicos

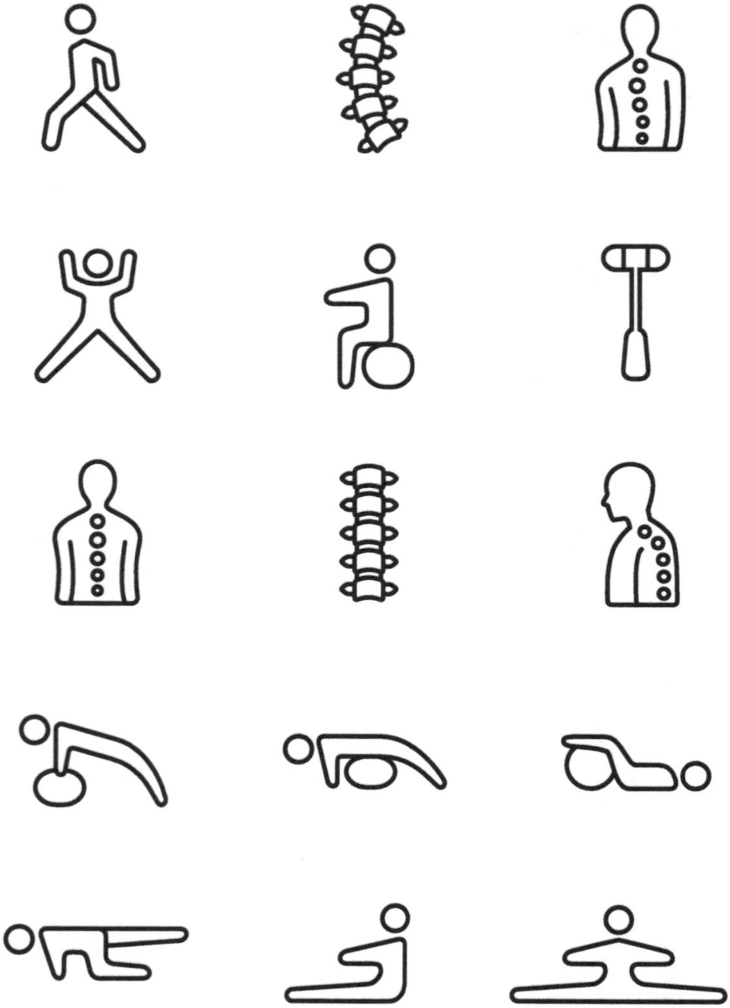

inter
saberes

Fisioterapia aplicada à pessoa idosa: aspectos básicos

Mychelle Fontoura Jung

Rua Clara Vendramin, 58 . Mossunguê . CEP 81200-170
Curitiba . PR . Brasil . Fone: (41) 2106-4170
www.intersaberes.com . editora@intersaberes.com

Editora-chefe
Lindsay Azambuja

Gerente editorial
Ariadne Nunes Wenger

Assistente editorial
Daniela Viroli Pereira Pinto

Preparação de originais
Ana Maria Ziccardi

Edição de texto
Millefoglie Serviços de Edição

Capa
Charles L. da Silva (*design*)
PeopleImages.com - Yuri A/Shutterstock (imagem)

Projeto gráfico
Charles L. da Silva (*design*)
simplevect/Shutterstock (imagem)

Diagramação
Estúdio Nótua

Equipe de *design*
Charles L. da Silva
Sílvio Gabriel Spannenberg

Iconografia
Sandra Lopis da Silveira
Regina Claudia Cruz Prestes

Dados Internacionais de Catalogação na Publicação (CIP)
(Câmara Brasileira do Livro, SP, Brasil)

Jung, Mychelle Fontoura
Fisioterapia aplicada à pessoa idosa : aspectos básicos / Mychelle Fontoura Jung. -- Curitiba, PR : InterSaberes, 2025.

Bibliografia.
ISBN 978-85-227-1712-5

1. Fisioterapia para idosos 2. Idosos – Reabilitação I. Título.

25-263592 CDD-618.97062

Índices para catálogo sistemático:

1. Idosos : Fisioterapia : Ciências médicas 618.97062

Cibele Maria Dias – Bibliotecária – CRB-8/9427

1ª edição, 2025.
Foi feito o depósito legal.

Sumário

Para meu filho, Gabriel, razão do meu viver. Mamãe te ama infinito.

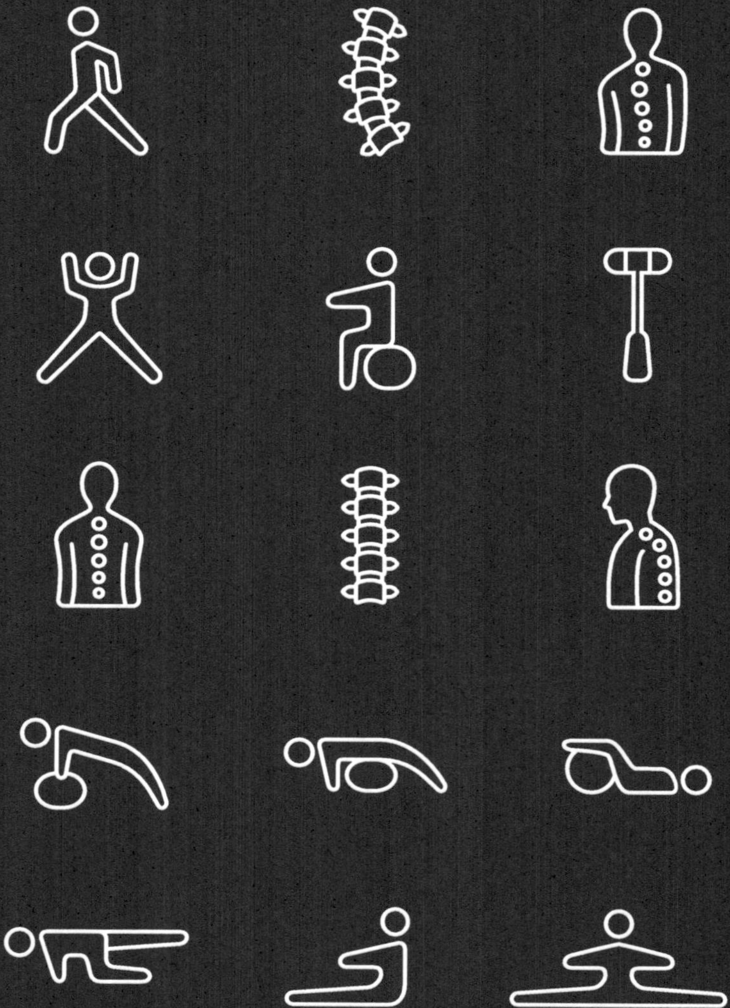

A Deus, pela dádiva da vida, pela sabedoria e pelo discernimento. Teus planos são muito maiores do que os meus sonhos.

A meus pais, Arno e Lorena, cujo suporte e amor incondicional me permitiram evoluir e florescer na vida. Palavras para agradecer ainda não existem no dicionário.

A meus amados avós, Délia Silveira Fontoura (*in memoriam*) e Rodolfo Augusto Fontoura (*in memoriam*). Consigo sentir o orgulho e o amor de vocês.

A minhas queridas e fiéis amigas que hoje estão no céu ao lado do Pai, Thalita Fernanda Augusti (*in memoriam*) e Mayara Sant'Ana Diunizio dos Santos (*in memoriam*). Obrigada pelos lindos ensinamentos da verdadeira amizade.

Às colegas e amigas Rafaela Oliveira Machado e Fernanda Maria Cercal Eduardo, grandes inspirações que a fisioterapia e a docência me trouxeram.

A meu filho, Gabriel, que, com sua inocência e ternura, me concede forças sobrenaturais para continuar lutando em meio às adversidades. Para você e por você sempre, meu querido. Meu coração é todo seu.

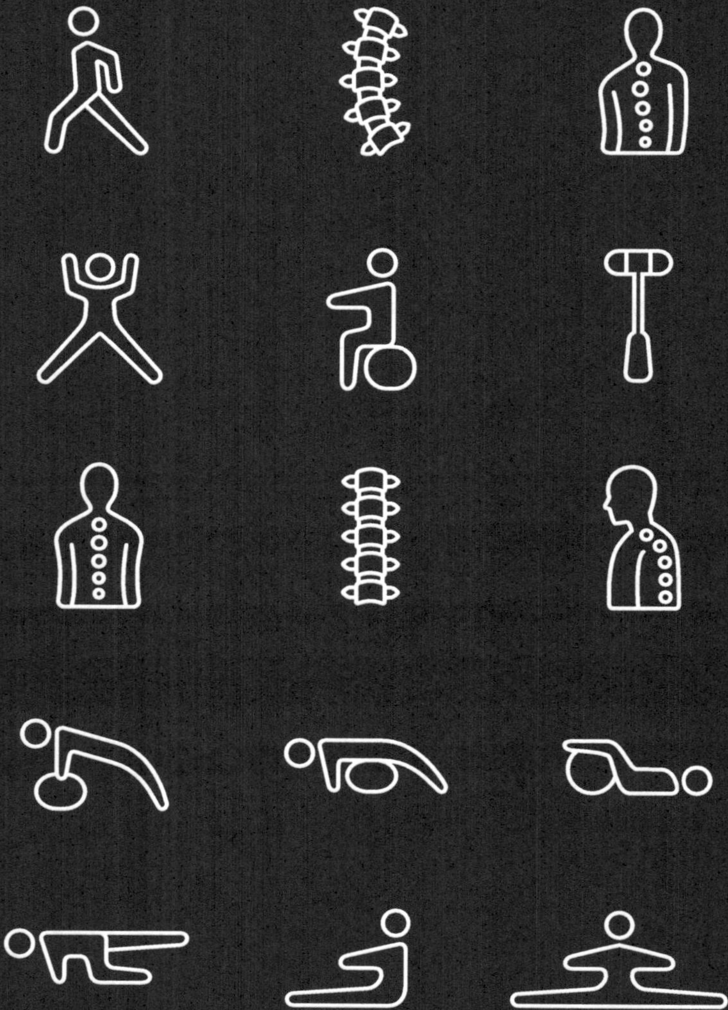

Epígrafe

"Acreditamos que o processo de acrescentar anos à vida, especialmente na velhice, é tão cheio de promessas que pode nos levar a descobrir mais tesouros na vida. Acreditamos que envelhecer não é motivo para desespero, mas base para a esperança; não é um lento declínio, mas um processo de maturação gradual; não é um destino ao qual temos de nos submeter, mas uma chance a mais de crescimento, preciosa, que deve ser abraçada".

(Pessini, 2017, p. 287-288)

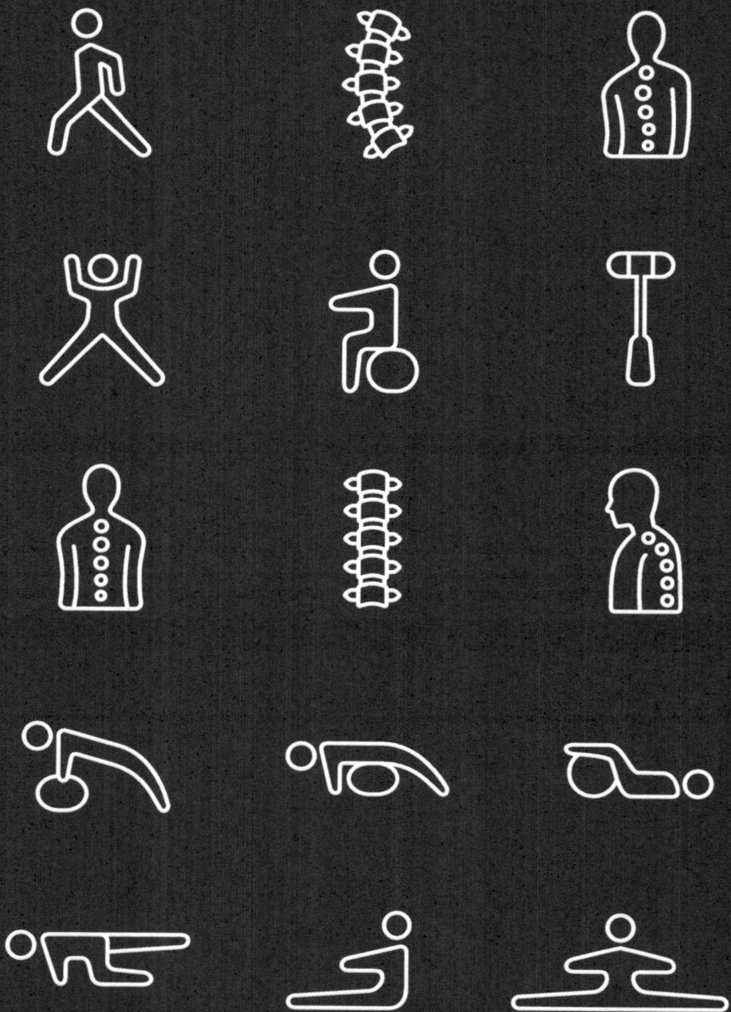

Apresentação

Segundo dados da Organização das Nações Unidas (ONU), de acordo com projeções sociodemográficas, em 2050, existirá em torno de 1,5 bilhão de pessoas idosas, um aumento de 200% da população idosa mundial entre 2019 e 2050 (UN, 2019).

O aumento da expectativa de vida e o consequente envelhecimento da população mundial são reconhecidos como triunfos da atualidade, embora também gerem um grande desafio: o aumento de demandas sociais e econômicas (WHO, 2005). Essa realidade tem mobilizado e estimulado os profissionais da área a investigar aspectos relacionados a essa população, uma vez que estão associadas à longevidade diversas implicações biopsicossociais que, muitas vezes, estão relacionadas a disfunções e doenças crônico-degenerativas, causando perda substancial da independência funcional e da qualidade de vida.

Defendemos que o conhecimento teórico é primordial para a formação de qualquer profissional qualificado. Por isso, orientando-nos pela "boa ciência", com premissas e subsídios sólidos para um atendimento de qualidade ao ser humano, sempre preconizando a moral e os preceitos éticos, elaboramos esta obra para oferecer conhecimento e atualização a estudantes e profissionais de fisioterapia e demais leitores interessados em assuntos pertinentes ao estudo da fisioterapia geriátrica.

Para alcançar nosso objetivo, organizamos este livro em seis capítulos, com conteúdos relacionados ao diagnóstico e ao tratamento das patologias comuns no envelhecimento, distribuídos como descrito a seguir.

No Capítulo 1, abordamos a fisiologia do envelhecimento em diferentes sistemas orgânicos, como pele e anexos, e os sistemas musculoesquelético, nervoso, cardiorrespiratório, renal, endócrino e digestório.

No Capítulo 2, tratamos dos aspectos relacionados à avaliação da pessoa idosa. Descrevemos como estruturar e conduzir uma avaliação fisioterapêutica, com enfoque na população idosa.

No Capítulo 3, apontamos as principais patologias osteomioarticulares que acometem a população idosa e como a fisioterapia busca a reabilitação cinético-funcional dessas pessoas para melhora da força e do comprimento muscular.

No Capítulo 4, o tema são as principais patologias cardiopulmonares e o uso de técnicas e manobras de desobstrução, reexpansão e/ou desinsuflação pulmonar na fisioterapia.

No Capítulo 5, abordamos algumas patologias neurológicas comuns das pessoas idosas, como doença de Parkinson e de Alzheimer. Abordamos também a importância de o fisioterapeuta elencar objetivos de tratamento coerentes e compatíveis com a necessidade de cada paciente, individualizando suas condutas para proporcionar a melhor evolução funcional possível.

No Capítulo 6, versamos sobre as doenças reumatológicas e a atuação do fisioterapeuta nesses casos para reduzir o quadro inflamatório e de dor, preservar e ganhar amplitude de movimento articular e força muscular.

As pessoas idosas devem ser compreendidas, respeitadas e tratadas de acordo com sua individualidade e suas peculiaridades. E, se tudo der certo, também chegaremos lá e almejaremos, da mesma forma, um tratamento digno.

Boa leitura!

Como aproveitar ao máximo este livro

Empregamos nesta obra recursos que visam enriquecer seu aprendizado, facilitar a compreensão dos conteúdos e tornar a leitura mais dinâmica. Conheça a seguir cada uma dessas ferramentas e saiba como estão distribuídas no decorrer deste livro para bem aproveitá-las.

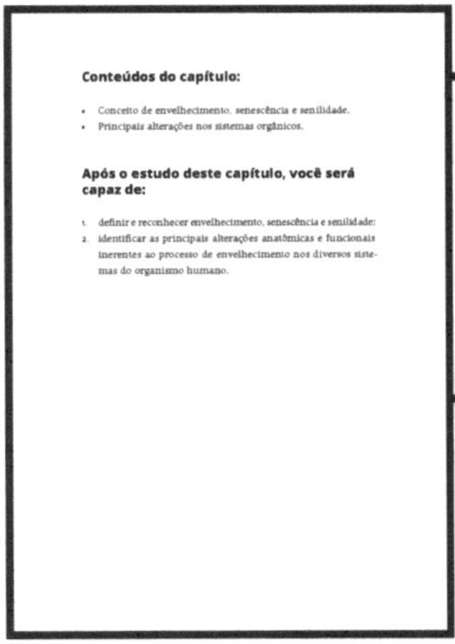

Conteúdos do capítulo:

- Conceito de envelhecimento, senescência e senilidade.
- Principais alterações nos sistemas orgânicos.

Após o estudo deste capítulo, você será capaz de:

1. definir e reconhecer envelhecimento, senescência e senilidade;
2. identificar as principais alterações anatômicas e funcionais inerentes ao processo de envelhecimento nos diversos sistemas do organismo humano.

Conteúdos do capítulo:

Logo na abertura do capítulo, relacionamos os conteúdos que nele serão abordados.

Após o estudo deste capítulo, você será capaz de:

Antes de iniciarmos nossa abordagem, listamos as habilidades trabalhadas no capítulo e os conhecimentos que você assimilará no decorrer do texto.

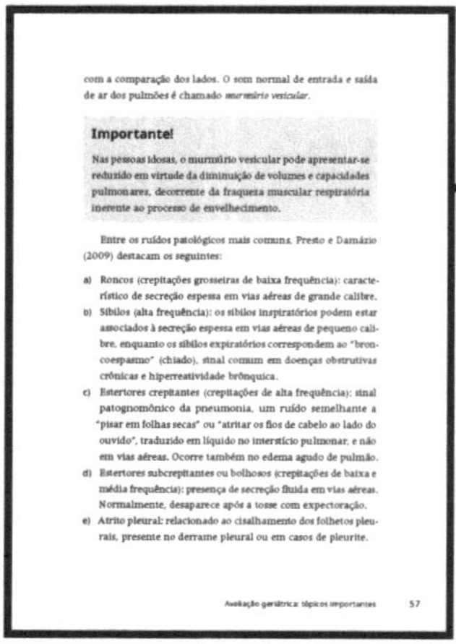

com a comparação dos lados. O som normal de entrada e saída de ar dos pulmões é chamado *murmúrio vesicular*.

Importante!

Nas pessoas idosas, o murmúrio vesicular pode apresentar-se reduzido em virtude da diminuição de volumes e capacidades pulmonares, decorrente da fraqueza muscular respiratória inerente ao processo de envelhecimento.

Entre os ruídos patológicos mais comuns, Presto e Damázio (2009) destacam os seguintes:

a) Roncos (crepitações grosseiras de baixa frequência): característico de secreção espessa em vias aéreas de grande calibre.
b) Sibilos (alta frequência): os sibilos inspiratórios podem estar associados à secreção espessa em vias aéreas de pequeno calibre, enquanto os sibilos expiratórios correspondem ao "broncoespasmo" (chiado), sinal comum em doenças obstrutivas crônicas e hiperreatividade brônquica.
c) Estertores crepitantes (crepitações de alta frequência): sinal patognomônico da pneumonia, um ruído semelhante a "pisar em folhas secas" ou "atritar os fios de cabelo ao lado do ouvido", traduzido em líquido no interstício pulmonar, e não em vias aéreas. Ocorre também no edema agudo de pulmão.
d) Estertores subcrepitantes ou bolhosos (crepitações de baixa e média frequência): presença de secreção fluida em vias aéreas. Normalmente, desaparece após a tosse com expectoração.
e) Atrito pleural: relacionado ao cisalhamento dos folhetos pleurais, presente no derrame pleural ou em casos de pleurite.

Avaliação geriátrica: tópicos importantes 57

Importante!

Algumas das informações centrais para a compreensão da obra aparecem nesta seção. Aproveite para refletir sobre os conteúdos apresentados.

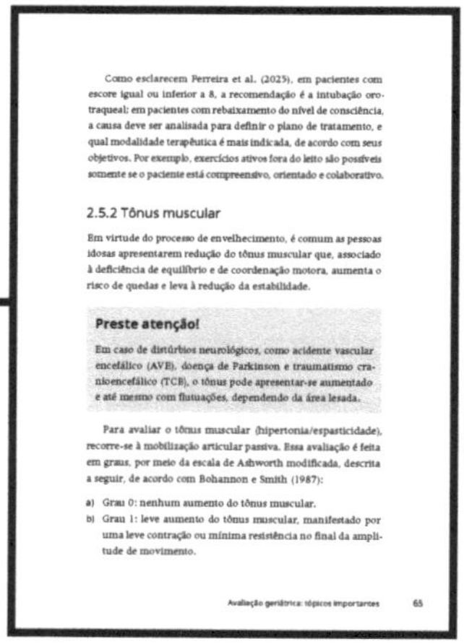

Como esclarecem Ferreira et al. (2025), em pacientes com escore igual ou inferior a 8, a recomendação é a intubação orotraqueal; em pacientes com rebaixamento do nível de consciência, a causa deve ser analisada para definir o plano de tratamento, e qual modalidade terapêutica é mais indicada, de acordo com seus objetivos. Por exemplo, exercícios ativos fora do leito são possíveis somente se o paciente está compreensivo, orientado e colaborativo.

2.5.2 Tônus muscular

Em virtude do processo de envelhecimento, é comum as pessoas idosas apresentarem redução do tônus muscular que, associado à deficiência de equilíbrio e de coordenação motora, aumenta o risco de quedas e leva à redução da estabilidade.

Preste atenção!

Em caso de distúrbios neurológicos, como acidente vascular encefálico (AVE), doença de Parkinson e traumatismo cranioencefálico (TCE), o tônus pode apresentar-se aumentado e até mesmo com flutuações, dependendo da área lesada.

Para avaliar o tônus muscular (hipertonia/espasticidade), recorre-se à mobilização articular passiva. Essa avaliação é feita em graus, por meio da escala de Ashworth modificada, descrita a seguir, de acordo com Bohannon e Smith (1987):

a) Grau 0: nenhum aumento do tônus muscular.
b) Grau 1: leve aumento do tônus muscular, manifestado por uma leve contração ou mínima resistência no final da amplitude de movimento.

Avaliação geriátrica: tópicos importantes 65

Preste atenção!

Apresentamos informações complementares a respeito do assunto que está sendo tratado.

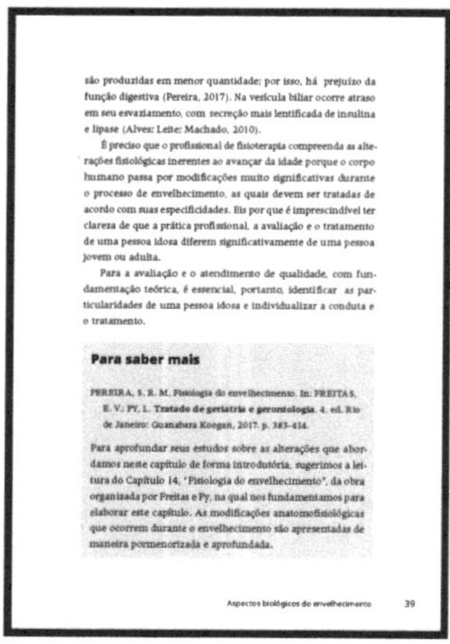

são produzidas em menor quantidade; por isso, há prejuízo da função digestiva (Pereira, 2017). Na vesícula biliar ocorre atraso em seu esvaziamento, com secreção mais lentificada de insulina e lipase (Alves; Leite; Machado, 2010).

É preciso que o profissional de fisioterapia compreenda as alterações fisiológicas inerentes ao avançar da idade porque o corpo humano passa por modificações muito significativas durante o processo de envelhecimento, as quais devem ser tratadas de acordo com suas especificidades. Eis por que é imprescindível ter clareza de que a prática profissional, a avaliação e o tratamento de uma pessoa idosa diferem significativamente de uma pessoa jovem ou adulta.

Para a avaliação e o atendimento de qualidade, com fundamentação teórica, é essencial, portanto, identificar as particularidades de uma pessoa idosa e individualizar a conduta e o tratamento.

Para saber mais

PEREIRA, S. R. M. Fisiologia do envelhecimento. In: FREITAS, E. V.; PY, L. **Tratado de geriatria e gerontologia**. 4. ed. Rio de Janeiro: Guanabara Koogan, 2017. p. 383-414.

Para aprofundar seus estudos sobre as alterações que abordamos neste capítulo de forma introdutória, sugerimos a leitura do Capítulo 14, "Fisiologia do envelhecimento", da obra organizada por Freitas e Py, na qual nos fundamentamos para elaborar este capítulo. As modificações anatomofisiológicas que ocorrem durante o envelhecimento são apresentadas de maneira pormenorizada e aprofundada.

Aspectos biológicos do envelhecimento 39

Para saber mais

Sugerimos a leitura de diferentes conteúdos digitais e impressos para que você aprofunde sua aprendizagem e siga buscando conhecimento.

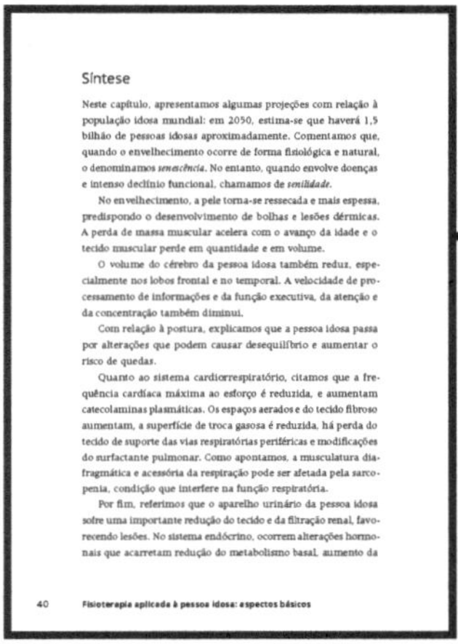

Síntese

Neste capítulo, apresentamos algumas projeções com relação à população idosa mundial: em 2050, estima-se que haverá 1,5 bilhão de pessoas idosas aproximadamente. Comentamos que, quando o envelhecimento ocorre de forma fisiológica e natural, o denominamos *senescência*. No entanto, quando envolve doenças e intenso declínio funcional, chamamos de *senilidade*.

No envelhecimento, a pele torna-se ressecada e mais espessa, predispondo o desenvolvimento de bolhas e lesões dérmicas. A perda de massa muscular acelera com o avanço da idade e o tecido muscular perde em quantidade e em volume.

O volume do cérebro da pessoa idosa também reduz, especialmente nos lobos frontal e no temporal. A velocidade de processamento de informações e da função executiva, da atenção e da concentração também diminui.

Com relação à postura, explicamos que a pessoa idosa passa por alterações que podem causar desequilíbrio e aumentar o risco de quedas.

Quanto ao sistema cardiorrespiratório, citamos que a frequência cardíaca máxima ao esforço é reduzida, e aumentam catecolaminas plasmáticas. Os espaços aerados e do tecido fibroso aumentam, a superfície de troca gasosa é reduzida, há perda do tecido de suporte das vias respiratórias periféricas e modificações do surfactante pulmonar. Como apontamos, a musculatura diafragmática e acessória da respiração pode ser afetada pela sarcopenia, condição que interfere na função respiratória.

Por fim, referimos que o aparelho urinário da pessoa idosa sofre uma importante redução do tecido e da filtração renal, favorecendo lesões. No sistema endócrino, ocorrem alterações hormonais que acarretam redução do metabolismo basal, aumento da

40 **Fisioterapia aplicada à pessoa idosa: aspectos básicos**

Síntese

Ao final de cada capítulo, relacionamos as principais informações nele abordadas a fim de que você avalie as conclusões a que chegou, confirmando-as ou redefinindo-as.

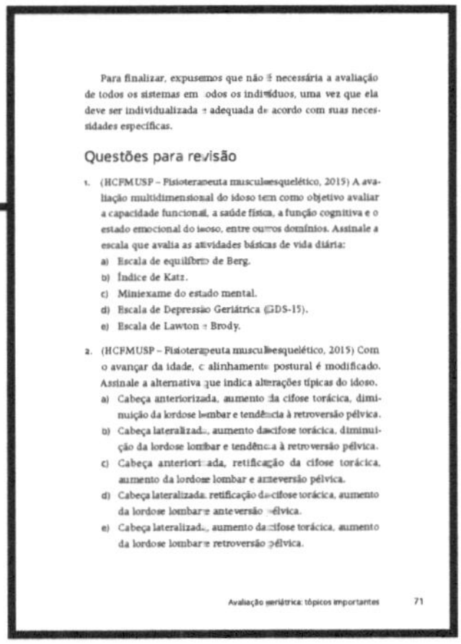

Para finalizar, expusemos que não é necessária a avaliação de todos os sistemas em todos os indivíduos, uma vez que ela deve ser individualizada e adequada de acordo com suas necessidades específicas.

Questões para revisão

1. (HCFMUSP – Fisioterapeuta musculoesquelético, 2015) A avaliação multidimensional do idoso tem como objetivo avaliar a capacidade funcional, a saúde física, a função cognitiva e o estado emocional do idoso, entre outros domínios. Assinale a escala que avalia as atividades básicas de vida diária:
   a) Escala de equilíbrio de Berg.
   b) Índice de Katz.
   c) Miniexame do estado mental.
   d) Escala de Depressão Geriátrica (GDS-15).
   e) Escala de Lawton e Brody.
2. (HCFMUSP – Fisioterapeuta musculoesquelético, 2015) Com o avançar da idade, o alinhamento postural é modificado. Assinale a alternativa que indica alterações típicas do idoso.
   a) Cabeça anteriorizada, aumento da cifose torácica, diminuição da lordose lombar e tendência à retroversão pélvica.
   b) Cabeça lateralizada, aumento da cifose torácica, diminuição da lordose lombar e tendência à retroversão pélvica.
   c) Cabeça anteriorizada, retificação da cifose torácica, aumento da lordose lombar e anteversão pélvica.
   d) Cabeça lateralizada, retificação da cifose torácica, aumento da lordose lombar e anteversão pélvica.
   e) Cabeça lateralizada, aumento da cifose torácica, aumento da lordose lombar e retroversão pélvica.

Avaliação geriátrica: tópicos importantes 71

Questões para revisão

Ao realizar estas atividades, você poderá rever os principais conceitos analisados. Ao final do livro, disponibilizamos as respostas às questões para a verificação de sua aprendizagem.

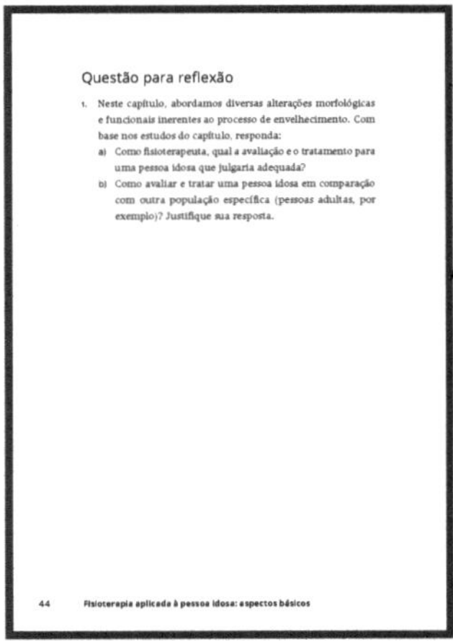

Questão para reflexão

1. Neste capítulo, abordamos diversas alterações morfológicas e funcionais inerentes ao processo de envelhecimento. Com base nos estudos do capítulo, responda:
   a) Como fisioterapeuta, qual a avaliação e o tratamento para uma pessoa idosa que julgaria adequada?
   b) Como avaliar e tratar uma pessoa idosa em comparação com outra população específica (pessoas adultas, por exemplo)? Justifique sua resposta.

44 **Fisioterapia aplicada à pessoa idosa: aspectos básicos**

Questões para reflexão

Ao propor estas questões, pretendemos estimular sua reflexão crítica sobre temas que ampliam a discussão dos conteúdos tratados no capítulo, contemplando ideias e experiências que podem ser compartilhadas com seus pares.

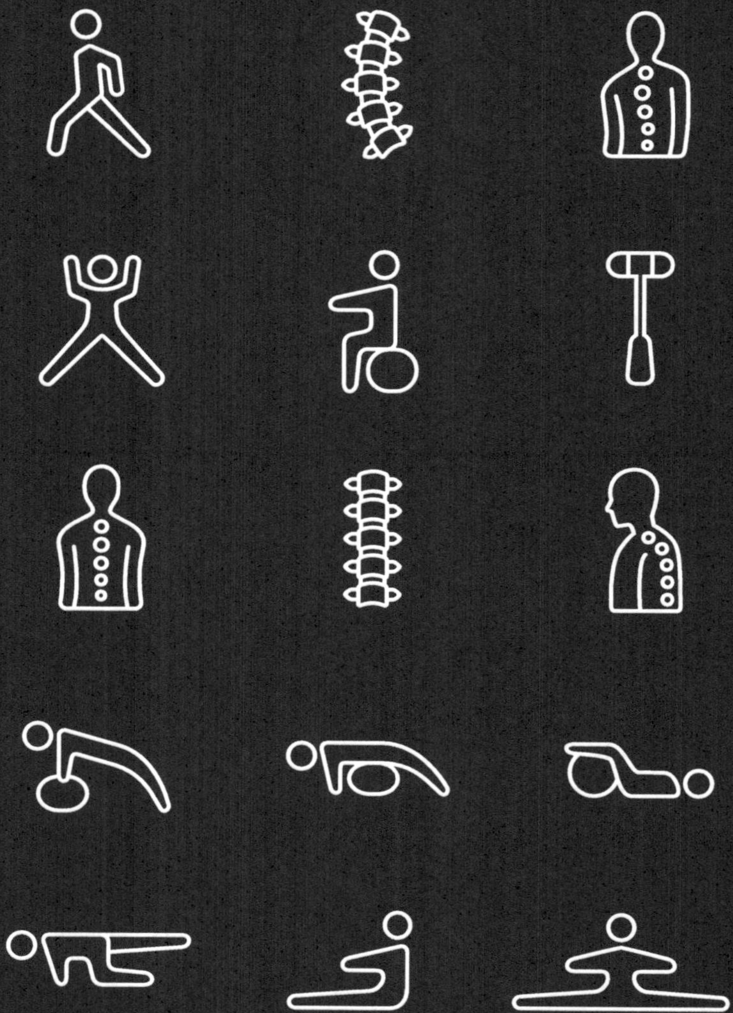

Capítulo 1

Aspectos biológicos do envelhecimento

Conteúdos do capítulo:

- Conceito de envelhecimento, senescência e senilidade.
- Principais alterações nos sistemas orgânicos.

Após o estudo deste capítulo, você será capaz de:

1. definir e reconhecer envelhecimento, senescência e senilidade;
2. identificar as principais alterações anatômicas e funcionais inerentes ao processo de envelhecimento nos diversos sistemas do organismo humano.

1.1 Conceitos básicos

A Organização Pan-Americana de Saúde (Opas) define o envelhecimento como um "processo sequencial, individual, acumulativo, irreversível, universal, não patológico, de deterioração de um organismo maduro, próprio a todos os membros de uma espécie" (Brasil, 2006, p. 8). Como esclarece o Ministério da Saúde, quando essa fase ocorre de forma fisiológica e natural, é chamada *senescência*, mas, quando o envelhecimento envolve doenças e intenso declínio funcional, o processo denomina-se *senilidade* (Brasil, 2006).

Os efeitos de certas mudanças no organismo decorrentes da senescência podem ser atenuados com a adoção de um estilo de vida mais ativo.

Ressaltamos que, por um lado, nem todas as alterações ocorridas com a pessoa idosa são consequência de seu envelhecimento natural; por isso, é importante um olhar criterioso dos profissionais de saúde a fim de promover a detecção precoce e o tratamento de certas doenças. Por outro, é preciso evitar que essas mudanças sejam consideradas doenças com base em exames e tratamentos desnecessários, provenientes de sinais e sintomas facilmente explicados por essa fase (Brasil, 2006).

1.2 Pele e anexos

Na composição corporal da pessoa idosa, ocorre redução generalizada de sua celularidade e, consequentemente, de função orgânica, além de um quadro de desidratação celular crônica, ou seja, diminuição de água intracelular (Pereira, 2017).

Com o processo de envelhecimento, ocorre o declínio das funções da pele, como: proteção, prevenção contra desidratação, hipotermia ou hipertermia, regulação do equilíbrio hidroeletrolítico, manutenção da homeostase corporal e captação de estímulos sensitivos via receptores exteroceptivos. Adicionalmente, a pele torna-se menos elástica e com menor quantidade de vasos sanguíneos, colágeno e tecido gorduroso, gerando fragilidade e suscetibilidade ao desenvolvimento de rugas e flacidez (Guirro; Guirro, 2004).

Na epiderme, concentram-se as glândulas sudoríparas e sebáceas, além dos anexos (unhas, pelos e cabelo), como ilustrado na Figura 1.1. Em decorrência da redução da atividade das glândulas, a pele torna-se ressecada (Oriá, 2003), fator desencadeado também por desidratação e diminuição da produção de ácido hialurônico (Moi, 2004).

Figura 1.1 – Camadas da pele

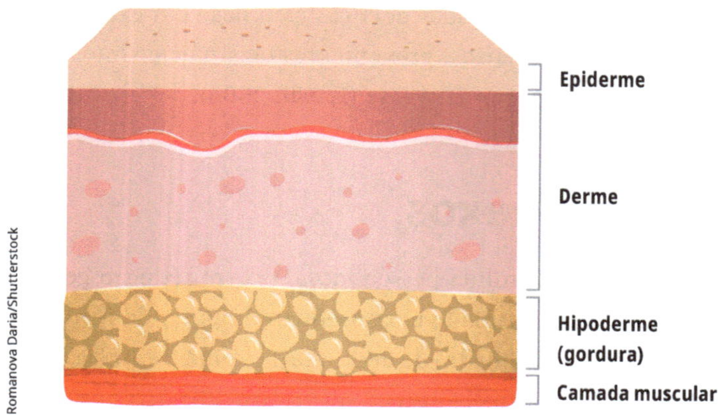

No envelhecimento, a pele fica ressecada e mais espessa, predispondo o desenvolvimento de bolhas e lesões dérmicas. Os melanócitos, células responsáveis pela pigmentação da pele, tendem a reduzir de 8 a 20% a cada década, após os 30 anos de idade. Esse fato, somado a outras alterações estruturais e ambientais, como a exposição aos raios solares, contribui para o aumento da incidência de câncer (Pereira, 2017).

Na derme, observa-se a redução de fibras colágenas e elásticas, favorecendo a formação de rugas. Além disso, ocorre a redução da atividade de fibroblastos e queratinócitos.

1.2.1 Pálpebras

A flacidez das pálpebras superiores, chamada de *ptose*, pode reduzir o campo e a acuidade visuais na pessoa idosa, embora muitos outros fatores também possam comprometer a visão. O lacrimejamento constante, denominado *epífora*, causado pela flacidez de pálpebras inferiores e pelo deslocamento do orifício do canal lacrimal, gera incômodo e favorece infecções oculares (Pereira, 2017).

A atrofia do músculo elevador da pálpebra, ilustrado na Figura 1.2, pode provocar distúrbios de pupila e, consequentemente, quedas ou acidentes por deficiência sensorial de visão, de acordo com Pereira (2017).

Figura 1.2 – Músculo elevador da pálpebra superior

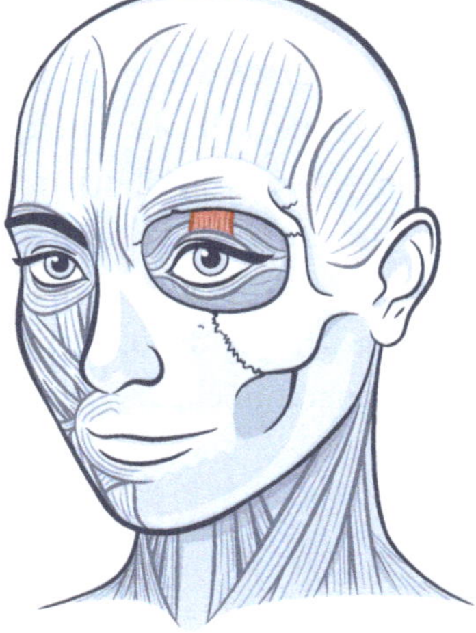

ORLY Design/Shutterstock

1.2.2 Anexos

Com o processo de envelhecimento, as principais alterações percebidas são queda de cabelo, unhas quebradiças e diminuição do crescimento de unhas e cabelos (Cruz et al., 2020).

Atualmente, com o avanço de pesquisas e com o desenvolvimento de produtos, há mais opções para mitigar os efeitos do envelhecimento e reduzir fatores deletérios associados a ele, como a suplementação de nutricosméticos, a exemplo de antioxidantes e vitaminas, trazendo benefícios a pele, unhas e cabelos (Peleteiro et al., 2021).

1.3 Sistema musculoesquelético

Com o envelhecimento natural, observamos a redução da musculatura estriada esquelética, conforme mostrado na Figura 1.3, em especial das fibras do tipo II, denominadas *rápidas*, ou *fásicas* (Fechine; Trompieri, 2012), e o aumento do tecido adiposo, aproximadamente 7,5% por década, sendo mais expressivo a partir de 50 anos de idade (Rosenberg, 2017).

Verifica-se, nas fibras musculares, redução no comprimento, na elasticidade e em sua quantidade, bem como a diminuição da elasticidade dos tecidos conectivos (tendões e ligamentos) e na viscosidade do líquido sinovial (Santana; Maia, 2009).

1.3.1 Massa e força muscular

Segundo Rosenberg (2017), após os 50 anos, há redução estimada de 1 a 2% ao ano da massa muscular, especialmente em membros inferiores, em virtude da redução do tamanho e da quantidade de fibras musculares. A perda de massa muscular tende a acelerar com o avanço da idade. Estima-se redução da massa muscular em 1,9 kg nos homens e, nas mulheres, em 1,1 kg por década (Janssen et al., 2000).

A Figura 1.3 ilustra a redução das células musculares e a consequente atrofia do tecido muscular.

Figura 1.3 – Perda de trofismo muscular

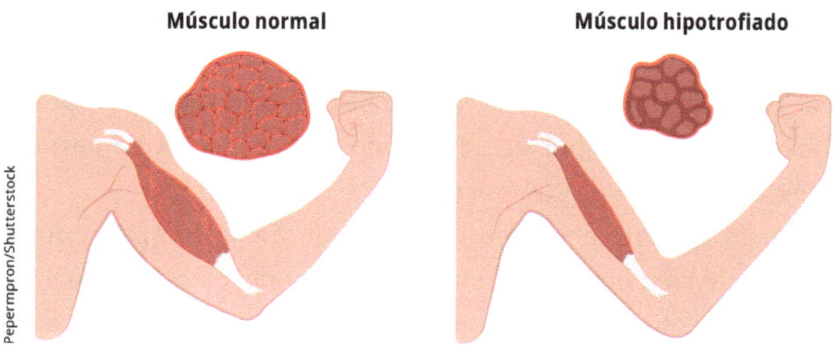

1.3.2 Atividade física e seus benefícios

Pereira (2017) explica que, em razão dessas importantes alterações no sistema musculoesquelético, o estímulo à atividade física é essencial, dado que a contração muscular é necessária para postura, marcha, equilíbrio, respiração e execução de atividades básicas e instrumentais da vida diária.

Os inúmeros benefícios da atividade física em toda a população são de conhecimento geral; entretanto, os resultados nas pessoas idosas, quando se trata de prevenção e de tratamento de doenças crônicas não transmissíveis, são ainda mais significativos. Além isso, a prática de atividade física auxilia na diminuição de quedas e fraturas, riscos bastante altos nessa fase da vida, proporcionando mais segurança.

Entre os principais benefícios da prática regular e orientada de exercício físico, destacamos a melhora e o incremento na perfusão tecidual, na capacidade cardiorrespiratória, no condicionamento físico, no equilíbrio, na coordenação motora, na massa, força e potência musculares, na densidade mineral óssea e na flexibilidade articular.

Adicionalmente, verificam-se redução da resistência à insulina e melhor distribuição da gordura corporal (Alves; Freitas, 2017), caracterizando o exercício como agente protetor em fatores de risco modificáveis para doenças crônicas não transmissíveis, entre elas doenças cardiovasculares, metabólicas, câncer e, até mesmo, mortalidade prematura (Booth; Roberts; Laye, 2012).

Há evidências de que exercícios resistidos auxiliam na promoção e na manutenção da capacidade funcional de pessoas idosas, por meio da otimização do equilíbrio, da independência física e da autonomia, com consequente diminuição no risco de quedas e fraturas. Também se constata associação positiva entre níveis de atividade física e aspectos emocionais e cognitivos, com melhora da autoestima e qualidade de vida (Correa et al., 2020).

1.4 Sistema nervoso

Wagner et al. (2012) explicam que, após os 65 anos de idade, o cérebro tem seu volume reduzido em 7 cm^3 por ano, especialmente nos lobos frontal e temporal, ilustrados na Figura 1.4, com predomínio de perda de substância branca; e o fluxo cerebral é reduzido de 5 a 20%.

Ainda, a redução do volume do tecido cerebral é evidenciada nas regiões do hipocampo e córtex pré-frontal, afetando diretamente funções cognitivas, processamento emocional e capacidade de memória (Cochar-Soares; Delinocente; Dati, 2021). Associada a isso, ocorre a redução no número de sinapses e, consequentemente, na plasticidade neural (Avila; Romano; Rodrigues, 2024).

Figura 1.4 – Lobos cerebrais

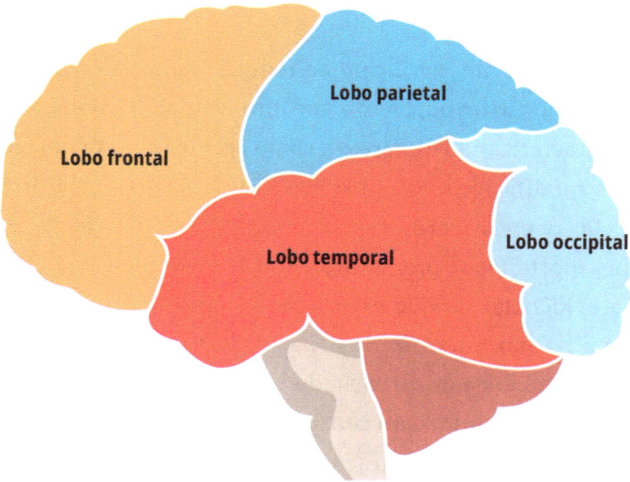

inspiring.team/Shutterstock

Na pessoa idosa, segundo Pereira (2017), verifica-se aumento das células gliais, denominado *gliose*, um mecanismo compensatório para preservar função neurológica, um exemplo da neuroplasticidade do cérebro. Constata-se também a perda axonal e da bainha de mielina em exames de imagem, como a leucoaraiose, que é a rarefação da substância branca periventricular, bem como a perda de dendritos, principalmente em casos de demência.

Pereira (2017) explica que o sistema nervoso periférico também é acometido por algumas alterações provenientes do processo de envelhecimento, como redução de células da medula e da bainha de mielina, o que se manifesta em deficiência sensorial (vibração, tato e dor), além de funções autonômicas, como resposta pupilar, termorregulação e controle cardiovascular central e periférico.

1.4.1 Alterações bioquímicas, metabólicas e circulatórias

Chowdhury et al. (2013) explica que, em virtude da redução dos neurônios colinérgicos e muscarínicos, ocorre redução também da síntese e da liberação de acetilcolina. A dopamina também tem seus níveis diminuídos durante o processo de envelhecimento.

Nas pessoas idosas, segundo Pereira (2017), o metabolismo cerebral passa por alterações como redução de água intracelular e extracelular, lentidão da síntese proteica, aumento de oxidação das proteínas, redução da síntese de lipídios, alteração da condução nervosa, redução de fluxo sanguíneo e menor utilização da glicose como substrato energético.

Adicionalmente, a barreira hematoencefálica torna-se mais permeável, deixando de cumprir o papel de preservação do encéfalo contra a entrada de substâncias tóxicas advindas, por exemplo, de processos de isquemia, hipóxia e hipoglicemia, favorecendo a instalação de quadro demencial.

A produção de neurotransmissores, tais como dopamina, serotonina e acetilcolina, se apresenta reduzida no processo de envelhecimento, acarretando prejuízos a nível cognitivo e emocional (França; Zatz, 2021).

1.4.2 Alterações cognitivas e comportamentais

Em virtude da redução dos neurotransmissores, os quais atuam especialmente na motivação, na coordenação motora, na cognição e na regulação do humor, as pessoas idosas tendem a apresentar quadros de depressão, doença de Parkinson e Alzheimer (Nogaro; Veroneze, 2022).

Há maior risco de declínio cognitivo e quadros demenciais pelo fato de existirem lesões na substância branca e em suas fibras recobertas de bainha de mielina. Essas lesões podem ser advindas de micro-hemorragias ou de processos inflamatórios (Paiva et al., 2023).

As pessoas idosas demonstram menor capacidade de reorganização a novas experiências, aprendizados e necessidade de adaptação ou resiliência (Cochar-Soares; Delinocente; Dati, 2021). Ainda, o déficit cognitivo no envelhecimento pode ser evidenciado em tarefas que exijam atenção, memória, percepção, função executiva, velocidade no processamento e capacidade de linguagem (Barreto, 2020).

1.4.3 Alterações funcionais

Pereira (2017) descreve que as estruturas responsáveis pela postura, pela marcha e pelo equilíbrio são córtex cerebral, gânglios da base, cerebelo, sistema vestibular, visão, propriocepção, sistema límbico, medula espinhal, músculos, ossos, articulações, hormônios e circulação sanguínea, além de fatores extrínsecos ambientais, como aspectos nutricionais e atividade física.

A instabilidade postural, típica em pessoas idosas, é caracterizada pela presença de base alargada, retificação da coluna cervical, cifose torácica, flexão de quadris e joelhos, como descreve Pereira (2017). Segundo a autora, é uma condição que deve ser tratada com cautela e prioridade, uma vez que acarreta desequilíbrio e aumento significativo do risco de quedas.

A marcha oferece achados e dados importantes para o diagnóstico clínico da pessoa idosa: assimetria de marcha, postura rígida e em bloco, aumento da base de apoio, deformidades vertebrais, passos pequenos e lentos, que podem se traduzir em tipologias específicas de marcha: hemiplégica, festinante, escarvante, atáxica, talonante, entre outras (Pereira, 2017).

No contexto da geriatria neurofuncional e de todas as alterações cognitivas e funcionais que podem acometer a população idosa, fica evidente a necessidade de intervenção precoce com incentivo à atividade física regular, à independência funcional e à autonomia em suas tarefas de vida diária, proporcionando, acima de tudo, qualidade de vida.

1.4.4 Ciclo do sono

O centro regulador do sono está localizado no hipotálamo, acima do quiasma óptico. Com o processo de envelhecimento, o ciclo do sono sofre alterações em virtude da redução dos níveis séricos de melatonina, um hormônio derivado da serotonina. O envelhecimento aumenta os estágios 1 e 2 do sono não REM, que fazem despertar mais facilmente, e reduz os estágios 3 e 4, relacionados ao sono mais profundo (Pereira, 2017).

As pessoas idosas comumente relatam distúrbios de sono em razão de alterações do ciclo circadiano e de mudanças na homeostase corporal (Barbosa et al., 2016), especialmente se apresentarem fatores de risco, como: depressão, utilização de fármacos, obesidade, incontinência urinária, noctúria e alterações metabólicas (Moreno-Vecino et al., 2015).

A Figura 1.5 ilustra os estágios do sono na fase adulta e no envelhecimento.

Figura 1.5 – Estágios do sono conforme faixa etária

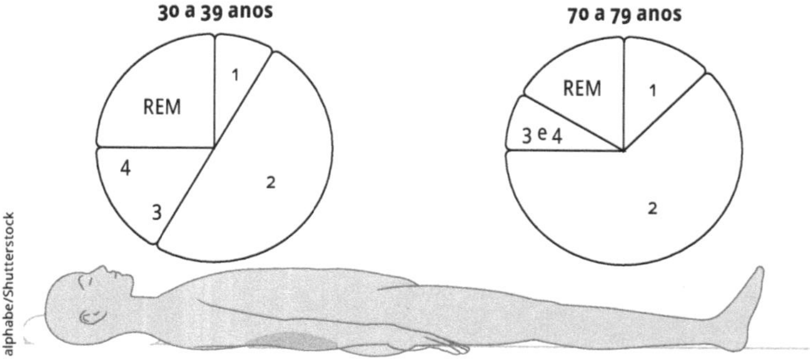

Fonte: Pereira, 2017, p. 396.

De acordo com Gleason e McCall (2015), os transtornos de sono mais comuns na senescência são: insônia, hipersonia, hipopneia, apneia obstrutiva do sono, síndrome das pernas inquietas e narcolepsia.

Esses distúrbios impactam negativamente as funções fisiológicas, gerando declínio na capacidade de memória, termorregulação e descompensação do metabolismo energético cerebral (Carone et al., 2020).

Não raro a qualidade de sono ruim é acompanhada de alterações humorais, diminuição da tolerância dolorosa e fadiga (Salomé; Espírito Santo; Ferreira, 2017).

1.5 Sistema cardiorrespiratório

No coração, segundo Pereira (2017), observa-se um aumento da massa em aproximadamente 1 g ao ano nos homens e em 1,5 g nas mulheres. A autora cita, ainda, redução no número de células do nódulo sinusal e de fibras do feixe de His, tornando a pessoa mais predisposta ao desenvolvimento de arritmias cardíacas.

Adicionalmente, o avanço da idade reduz a frequência cardíaca máxima ao esforço (menor estimulação beta-adrenérgica), com aumento de catecolaminas plasmáticas.

No processo de envelhecimento natural, não se constata alteração da fração de ejeção do ventrículo esquerdo em repouso, mas ela tende a reduzir quando a pessoa idosa faz exercício físico.

De acordo com Motta (2004), as principais alterações relacionadas às estruturas cardiovasculares são: aumento da concentração de substâncias amiloides, conteúdo lipídico, cálcio e fibrose, bem como diminuição da propriedade elástica das paredes cardiovasculares, predispondo o processo aterosclerótico. A incompetência da manutenção da pressão arterial e do pH sanguíneo se deve à desregulação dos reflexos de barorreceptores e quimiorreceptores (Katircibasi et al., 2005).

1.5.1 Miocárdio

Pereira (2017) explica que, no músculo cardíaco da pessoa idosa, ocorre redução na duplicação de células-tronco, acarretando perda progressiva de miócitos e consequente perda da função contrátil, dilatação das câmaras cardíacas e hipertrofia das paredes musculares.

As células cardíacas, os miócitos, morrem por apoptose diariamente, sendo substituídas por células-tronco cardíacas. Naturalmente e sem processos patológicos, cerca de 3 milhões de miócitos são repostos, aproximadamente, 18 vezes durante a vida (Pereira, 2017).

As paredes do ventrículo esquerdo tendem a sofrer hipertrofia muscular associada ao aumento da pressão arterial sistêmica, e as fibras colágenas do músculo apresentam-se em maior número e com maior espessura, como explica Pereira (2017).

De forma geral, as principais modificações que ocorrem no músculo cardíaco são: aumento de lipofuscina, fibrose do tecido, amiloidose, apoptose celular, alterações na miosina, mutações genéticas e redução de tecido conjuntivo (Pereira, 2017).

1.5.2 Estrutura arterial, endocárdio e valvas

Os vasos e as valvas cardíacas tornam-se mais espessados e rígidos, predispondo os indivíduos à disfunção valvar, especialmente mitral e aórtica (Marieb; Wilhelm; Mallatt, 2014).

No que diz respeito aos vasos sanguíneos, registra-se disfunção do endotélio, bem como processo de remodelação vascular e rigidez das artérias, gerando aumento da pressão arterial (Obas; Vasan, 2018).

Ainda, a idade está diretamente associada ao aumento da espessura das paredes elásticas, e a túnica íntima pode duplicar ou triplicar entre 20 e 90 anos (Jakovljevic, 2018).

1.5.3 Alterações pulmonares

O processo de envelhecimento provoca diversas modificações no sistema respiratório, como redução da complacência da parede torácica, diminuição da força muscular respiratória e alterações anatômicas no parênquima pulmonar e vias aéreas periféricas. Como consequência, há declínio nos fluxos inspiratórios e expiratórios e na eficiência da troca gasosa (Taffet; Donohue; Altman, 2013).

Segundo Lee, Yim e Kim (2016), é possível notar anormalidades nos testes de função pulmonar, bem como diminuição da capacidade ao exercício, em virtude da diminuição da complacência pulmonar e torácica e da força muscular reduzida. Eles citam, ainda, redução expressiva do volume expiratório forçado no primeiro segundo (VEF1), bem como no volume residual (VR) e na capacidade vital (CV).

1.5.4 Respiração e troca gasosa

Os brônquios e bronquíolos sofrem dilatação e diminuem sua capacidade de elasticidade, com perda de tecido septal, causando o aumento do espaço morto e prejuízos na troca gasosa (relação ventilação/perfusão). Ainda, ocorre aumento dos espaços aerados e do tecido fibroso, redução da superfície de troca gasosa, perda do tecido de suporte das vias respiratórias periféricas e modificações do surfactante pulmonar, líquido que evita o colabamento alveolar e auxilia na fagocitose (Pereira, 2017).

Como a produção do surfactante está reduzida, os alvéolos pulmonares apresentam maior probabilidade de desenvolver atelectasia, como ilustrado na Figura 1.6.

Figura 1.6 – Atelectasia pulmonar

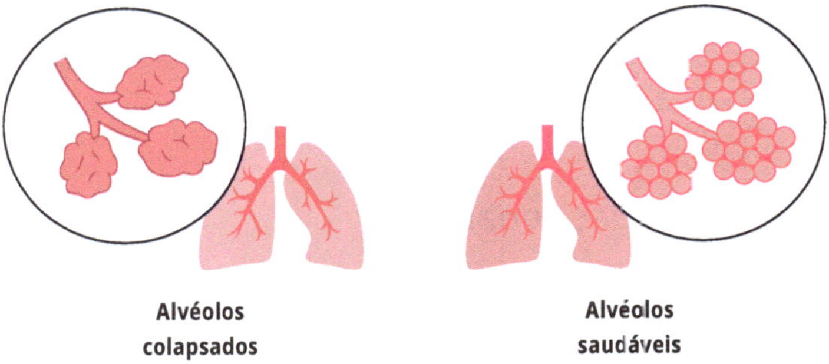

Pikovit/Shutterstock

Consequentemente, observa-se insuficiência respiratória aguda por um processo infeccioso. Portanto, as modificações na arquitetura e na função pulmonar tornam as pessoas idosas mais propensas ao desenvolvimento de quadros de pneumonia, edema pulmonar, hipóxia e redução de consumo de oxigênio (Pereira, 2017).

Pereira (2017) acrescenta a presença de falha no controle central da respiração, localizado na medula e na ponte, e nos quimiorreceptores carotídeos e aórticos, em virtude da redução da sensibilidade a PCO_2, PO_2 e pH, prejudicando o desempenho em atividades que exijam mais ventilação.

Muito presente em pessoas idosas, a sarcopenia pode acometer a musculatura diafragmática e a acessória da mesma forma. Isso poderá interferir diretamente na função respiratória, prejudicando a eficácia da tosse, principalmente no que se refere à função mucociliar dessa faixa etária, que é mais lenta e deficitária (Svartengren; Falk; Philipson, 2005).

1.6 Sistemas renal, endócrino e digestório

Nesta seção, serão abordadas as principais modificações inerentes ao processo de senescência no aparelho urinário, com ênfase em rins, e nos sistemas endócrino e digestório.

1.6.1 Alterações renais

Pereira (2017) explica que, após os 50 anos de idade, ocorre a perda de tecido renal com substituição por gordura e fibrose, afetando a concentração urinária e a filtração renal. A autora explica que, ao longo dos anos, os rins sofrem uma perda de volume e de massa, concomitante à redução do fluxo plasmático. Como mecanismo compensatório, os rins permanecem em vasodilatação, favorecendo lesão renal.

A autora aponta que outra complicação comum é a intoxicação medicamentosa, uma vez que a função excretora fica comprometida em pessoas idosas. Nessa faixa etária, os indivíduos estão mais sujeitos à hiponatremia e à hipopotassemia pela redução da capacidade da concentração e da conservação de sódio e potássio, principalmente em casos de uso de diuréticos ou de má nutrição.

1.6.2 Alterações endócrinas

No sistema endócrino, observam-se diversas alterações hormonais que podem acelerar o declínio funcional, como níveis reduzidos de tiroxina (T4) e tri-iodo-tironina (T3) e níveis mais elevados de TSH. Essas alterações provocam redução do metabolismo basal, aumento da composição de gordura corporal e maior propensão a hipotermia, hipercolesterolemia, fibrilação atrial e doença arterial coronariana (Cappola et al., 2014).

Com o envelhecimento, ocorre o aumento do hormônio paratireoidiano (PTH), independente de níveis séricos de cálcio ionizado, vitamina D, função renal e fosfato, predispondo pessoas idosas ao desenvolvimento de osteoporose, principalmente mulheres (Carrivick et al., 2015).

Segundo Pereira (2017), o volume da glândula hipófise aumenta e os níveis de melatonina reduzem, justificando distúrbios de sono e alterações no ciclo circadiano. Há também um leve aumento da glicemia em jejum com o avanço da idade, principalmente em pessoas idosas não ativas.

1.6.3 Alterações digestivas

As alterações mais prevalentes no sistema digestório, de acordo com Ferriolli e Moriguti (2002) são atrofia da mucosa oral, redução do sentido do paladar e aumento da suscetibilidade a lesões.

Ainda na cavidade oral, constata-se redução da produção de saliva e de ptialina, causando sensação de boca seca (xerostomia) e menor capacidade de digestão de carboidratos (Ladeira; Maia; Guimarães, 2017).

Na orofaringe, há alterações na musculatura do esôfago e redução de movimentos peristálticos, causando disfagia e refluxo gastroesofágico, aumentando a probabilidade de engasgos e processos broncoaspirativos.

No estômago, ocorre diminuição da produção de pepsina, reduzindo a função protetiva gástrica (Ladeira; Maia; Guimarães, 2017) e retardo no processo de digestão dos alimentos.

Em decorrência da diminuição das microvilosidades e superfície de contato no intestino delgado, existe déficit importante no processo absortivo de nutrientes e vitaminas.

Já no intestino grosso, ocorrem modificações morfológicas e funcionais de suas estruturas, tornando a pessoa idosa mais predisponente ao desenvolvimento de constipação intestinal, divertículos e processos neoplásicos (Ermida, 1995).

Há alterações musculares e no colágeno de esfíncteres de reto e ânus, aumentando a probabilidade de desenvolvimento de incontinência fecal (Ladeira; Maia; Guimarães, 2017).

De acordo com Alencar e Curiati (2002), o fígado reduz seu tamanho e há comprometimento de sua função de excreção e de metabolização. O volume do pâncreas reduz e ele torna-se mais rígido pela fibrose e mais amarelado pelo acúmulo de lipofucsina. Algumas enzimas pancreáticas, como a lipase e a tripsina, são produzidas em menor quantidade; por isso, há prejuízo da função digestiva (Pereira, 2017). Na vesícula biliar ocorre atraso em seu esvaziamento, com secreção mais lentificada de insulina e lipase (Alves; Leite; Machado, 2010).

É preciso que o profissional de fisioterapia compreenda as alterações fisiológicas inerentes ao avançar da idade porque o corpo humano passa por modificações muito significativas durante o processo de envelhecimento, as quais devem ser tratadas de acordo com suas especificidades. Eis por que é imprescindível ter clareza de que a prática profissional, a avaliação e o tratamento de uma pessoa idosa diferem significativamente de uma pessoa jovem ou adulta.

Para a avaliação e o atendimento de qualidade, com fundamentação teórica, é essencial, portanto, identificar as particularidades de uma pessoa idosa e individualizar a conduta e o tratamento.

Para saber mais

PEREIRA, S. R. M. Fisiologia do envelhecimento. In: FREITAS, E. V.; PY, L. **Tratado de geriatria e gerontologia**. 4. ed. Rio de Janeiro: Guanabara Koogan, 2017. p. 383-414.

Para aprofundar seus estudos sobre as alterações que abordamos neste capítulo de forma introdutória, sugerimos a leitura do Capítulo 14, "Fisiologia do envelhecimento", da obra organizada por Freitas e Py, na qual nos fundamentamos para elaborar este capítulo. As modificações anatomofisiológicas que ocorrem durante o envelhecimento são apresentadas de maneira pormenorizada e aprofundada.

Síntese

Neste capítulo, apresentamos algumas projeções com relação à população idosa mundial: em 2050, estima-se que haverá 1,5 bilhão de pessoas idosas aproximadamente. Comentamos que, quando o envelhecimento ocorre de forma fisiológica e natural, o denominamos *senescência*. No entanto, quando envolve doenças e intenso declínio funcional, chamamos de *senilidade*.

No envelhecimento, a pele torna-se ressecada e mais espessa, predispondo o desenvolvimento de bolhas e lesões dérmicas. A perda de massa muscular acelera com o avanço da idade e o tecido muscular perde em quantidade e em volume.

O volume do cérebro da pessoa idosa também reduz, especialmente nos lobos frontal e no temporal. A velocidade de processamento de informações e da função executiva, da atenção e da concentração também diminui.

Com relação à postura, explicamos que a pessoa idosa passa por alterações que podem causar desequilíbrio e aumentar o risco de quedas.

Quanto ao sistema cardiorrespiratório, citamos que a frequência cardíaca máxima ao esforço é reduzida, e aumentam catecolaminas plasmáticas. Os espaços aerados e do tecido fibroso aumentam, a superfície de troca gasosa é reduzida, há perda do tecido de suporte das vias respiratórias periféricas e modificações do surfactante pulmonar. Como apontamos, a musculatura diafragmática e acessória da respiração pode ser afetada pela sarcopenia, condição que interfere na função respiratória.

Por fim, referimos que o aparelho urinário da pessoa idosa sofre uma importante redução do tecido e da filtração renal, favorecendo lesões. No sistema endócrino, ocorrem alterações hormonais que acarretam redução do metabolismo basal, aumento da gordura corporal e aumento glicêmico em jejum. Já no sistema digestório, destaca-se o déficit na absorção de nutrientes.

Questões para revisão

1. (IF-SE – Fisioterapeuta, 2014) Ao implementar um programa de exercícios físicos para o paciente idoso, o fisioterapeuta deverá ficar atento a alterações na frequência cardíaca máxima. Esse procedimento é recomendado porque o envelhecimento do sistema cardíaco pode ser responsável por:
   a) Perda da rigidez da parede vascular e redução da resistência vascular periférica.
   b) Aumento do tecido fibroso nas vias de condução e perda da rigidez da parede vascular.
   c) Aumento do tecido fibroso nas vias de condução e aumento das células marca-passos no nódulo sinoatrial.
   d) Perda das células marca-passos no nódulo sinoatrial e diminuição da sensibilidade à estimulação beta-adrenérgica.

2. (Susam – Fisioterapeuta, 2014) A fisiologia do envelhecimento se caracteriza por alterações bem definidas ao longo da idade avançada. A respeito dessas características, analise as afirmativas a seguir.
   I) No envelhecimento, pode ser observado, no ligamento cruzado anterior, o aumento de enxofre e a diminuição de cálcio, fósforo e magnésio.
   II) No envelhecimento, há diminuição da taxa metabólica basal e da massa muscular esquelética.
   III) No envelhecimento, há perda da elasticidade e redução da complacência arterial.

Assinale:

a) se somente a afirmativa I estiver correta.
b) se somente a afirmativa II estiver correta.
c) se somente a afirmativa III estiver correta.
d) se somente as afirmativas I e II estiverem corretas.
e) se somente as afirmativas II e III estiverem corretas.

3. (TRT 23ª Região/MT – Analista Judiciário, Fisioterapia, 2016) Com o envelhecimento, ocorrem alterações morfológicas ou estruturais no músculo cardíaco, no endocárdio, no sistema de condução e nas valvas cardíacas. Com base nessa informação, relacione as colunas a seguir:

Coluna I

I) Miocárdio
II) Endocárdio
III) Sistema de condução
IV) Valvas
V) Vasculatura

Coluna II

1) Aumento da espessura da parede e acúmulo de lipofuscina.
2) Áreas espessadas compostas de fibras elásticas, colágenas e musculares.
3) Atrofia e fibrose dos ramos do feixe esquerdo.
4) Espessamento e calcificação.
5) Aumento do tamanho dos vasos proximais e aumento da espessura da parede dos vasos distais.

A relação correta entre as colunas I e II está em:

a) I-2, II-3, III- 5, IV- 4, V-1.
b) I-1, II-3, III- 4, IV- 2, V-5.
c) I-3, II-1, III- 5, IV- 4, V-2.
d) I-4, II-1, III- 2, IV- 3; V-5.
e) I-1, II-2, III- 3, IV- 4, V-5.

4. (HCFMUSP – Fisioterapeuta, 2015) Após os 40 anos, os indivíduos perdem a capacidade pulmonar em cerca de 200 ml a cada 10 anos e, aos 80 anos, eles chegam a ter 30% a menos da capacidade respiratória quando comparado a sua idade adulta jovem. Essas alterações são decorrentes de
   a) horizontalização das costelas, calcificação das articulações costais, aumento das fibras elásticas e diminuição das fibras colágenas.
   b) enrijecimento das costelas, solidificação das articulações costais, diminuição das fibras elásticas e aumento das fibras colágenas.
   c) diminuição do clearance mucociliar, aumento da complacência da caixa torácica, diminuição da força muscular do diafragma e aumento das fibras colágenas.
   d) diminuição do clearance mucociliar, redução da complacência da caixa torácica, aumento das fibras elásticas e diminuição das fibras colágenas.
   e) calcificação da caixa torácica, horizontalização das costelas e diminuição das fibras elásticas e colágenas.

5. Com relação ao processo de envelhecimento, descreva os conceitos de senescência e de senilidade.

Questão para reflexão

1. Neste capítulo, abordamos diversas alterações morfológicas e funcionais inerentes ao processo de envelhecimento. Com base nos estudos do capítulo, responda:
   a) Como fisioterapeuta, qual a avaliação e o tratamento para uma pessoa idosa que julgaria adequada?
   b) Como avaliar e tratar uma pessoa idosa em comparação com outra população específica (pessoas adultas, por exemplo)? Justifique sua resposta.

Capítulo 2

Avaliação geriátrica: tópicos importantes

Conteúdos do capítulo:

- Conceito e elaboração de anamnese.
- Condução da avaliação fisioterapêutica.

Após o estudo deste capítulo, você será capaz de:

1. elaborar e conduzir uma anamnese com as principais informações do paciente para o adequado diagnóstico cinético funcional;
2. conduzir a avaliação fisioterapêutica em pessoas idosas, nas diversas especialidades que abrangem os sistemas do organismo humano.

2.1 Anamnese

A anamnese é a parte inicial da avaliação e fundamenta-se, basicamente, em uma conversa com o paciente, buscando coletar o máximo de dados possível para que uma história minuciosa a respeito de sua saúde seja estruturada.

Quanto mais detalhes forem obtidos nessa conversa inicial, mais rica e completa será a avaliação e, consequentemente, mais assertivo o plano de tratamento proposto. Por meio dela, além dos dados pessoais, coletamos dados sobre diagnóstico clínico, queixa principal, história da doença pregressa e da doença atual.

O primeiro passo é a **identificação** do paciente, que deve conter seus dados pessoais:

a) Nome completo;
b) Data de nascimento;
c) Sexo;
d) Telefone para contato;
e) Endereço;
f) Estado civil;
g) Nível de escolaridade;
h) Religião ou crença;
i) Contato familiar de emergência;
j) Médico responsável.

Além desses dados básicos, o profissional deve coletar informações sobre a vida do paciente, como ocupação profissional (quantidade de horas trabalhadas, postura adotada na maior parte do tempo e atividade executada), prática de atividade física regular (tipo, frequência e intensidade) e detalhes sobre alimentação.

O paciente deve ser questionado a respeito de seu diagnóstico clínico, que, comumente, é o fator que o levou ao atendimento fisioterapêutico. Caso o paciente tenha exames complementares anteriores, pode apresentá-los nesse momento.

Em seguida, o paciente deve relatar sua **queixa principal**, ou seja, qual sua principal dificuldade ou limitação funcional, para que o fisioterapeuta estabeleça, futuramente, os objetivos do tratamento.

A conduta profissional, com base em uma avaliação, é essencial; por isso, é preciso considerar as necessidades individuais de cada paciente, buscando atender às suas expectativas e necessidades.

Uma pergunta específica é fundamental nesse momento: "Existe algo que você não consegue mais fazer, mas gostaria de conseguir novamente?". Considerar as respostas a essa pergunta é muito importante porque os profissionais, em muitos casos, almejam atingir ou restabelecer determinada função do paciente, porém devemos priorizar o que, de fato, torna-se funcional a ele, considerando o princípio da "especificidade".

Portanto, o que é importante para ele retomar suas atividades e conquistar sua independência e autonomia pessoal? O indivíduo não deve ser tratado como um "valor de corte" ou "uma referência", mas com suas vulnerabilidades, potencialidades e necessidades individuais. Metas tangíveis e dentro da realidade devem ser traçadas, a fim de estimulá-lo a aderir a proposta de tratamento.

Para obter um histórico de **doença pregressa**, é necessário coletar também informações menos recentes, como dados pertinentes a outras doenças associadas, intervenções cirúrgicas anteriores (colocação de materiais sintéticos, uso de dispositivos protéticos, implantação de marcapasso cardíaco), utilização de medicamentos etc. No caso de atendimento fisioterapêutico anterior, é recomendado solicitar detalhes sobre a causa do quadro e sobre a evolução após fisioterapia.

Por fim, é preciso descrever a história da **doença atual** com base nos seguintes dados:

a) O que aconteceu? (mecanismo de lesão);
b) Tempo de lesão (fase patológica);
c) Histórico da dor: local da dor, presença ou não de irradiação, intensidade, tipo, frequência, fatores de melhora e de piora, presença de dor noturna etc.;
d) Presença ou não de rigidez matinal e/ou limitação funcional.

Após a anamnese e a coleta das informações necessárias, inicia-se o exame físico. Deve-se conduzir a avaliação conforme o quadro de cada paciente, elencando testes e avaliações específicas para cada pessoa.

A avaliação física é dividida em etapas: inspeção, palpação e exame físico com testes específicos. Nas próximas seções, abordaremos a avaliação de cada sistema, para fins didáticos.

2.2 Avaliação musculoesquelética

Em uma avaliação completa do aparelho locomotor, alguns pontos precisam ser considerados, conforme especificaremos nesta seção.

2.2.1 Postura e marcha

De acordo com Kenyon e Kenyon (2010), a análise da postura deve ser feita nos planos anatômicos, nas vistas lateral, anterior e posterior, observando a simetria e prováveis compensações ou posições antálgicas. Essa avaliação deve ter como parâmetro as saliências ósseas, facilitando a comparação, por exemplo, borda e ângulo da escápula, processos espinhosos das vértebras, espinhas ilíacas e trocânter do fêmur.

A análise da marcha é importante porque pode traduzir alguma patologia ou disfunção específica. Entre as principais tipologias de marchas patológicas, destacamos: claudicante, ceifante, escarvante ou talonante.

Em pacientes com sequelas neurológicas, é comum encontrar marcha hemiplégica, diplégica, atáxica ou cerebelar, parkinsoniana etc.

2.2.2 Trofismo e força muscular

Para avaliar o trofismo muscular, ou seja, o volume dos músculos, pode-se usar uma fita métrica para saber a medida de circunferência (perímetro). Essa avaliação é importante para comparar dois membros e verificar possível discrepância, bem como para acompanhar a evolução de um trabalho de hipertrofia muscular.

A força muscular, por sua vez, pode ser avaliada com instrumentos de mecanoterapia ou aparelhos de musculação, aplicando a técnica de uma repetição máxima (1 RM), ou instrumentos mais subjetivos, como a escala de Kendal, que é mais conhecida como *escala de força muscular de Oxford*.

Essa escala gradua a força muscular em cinco níveis, considerando o vencimento, ou não, da força da gravidade sobre o movimento articular, descritos a seguir, conforme Compston (2010).

- Grau 0: Ausência de contração muscular
- Grau 1: Esboço ou traço de contração muscular
- Grau 2: Movimento ativo com a eliminação da gravidade

- Grau 3: Movimento ativo contra a gravidade
- Grau 4: Movimento ativo contra a gravidade e resistência externa
- Grau 5: Força muscular normal

2.2.3 Comprimento muscular e amplitude de movimento

Segundo Kenyon e Kenyon (2010), a avaliação do comprimento muscular objetiva identificar se há encurtamento ou contratura, por meio de testes específicos para cada grupo muscular. Esses testes contam com protocolos de posicionamento correto e de manipulação adequada pelo fisioterapeuta.

Outra medida relacionada é a de amplitude de movimento, propriedade articular, em que são mensurados os graus de liberdade de diversas articulações em diferentes movimentos, com o auxílio do goniômetro (Kenyon; Kenyon, 2010). Para cada movimento articular, deve-se observar os valores[1] de referência, buscando indícios de hipomobilidade ou hipermobilidade articular.

Como as pessoas idosas apresentam redução da mobilidade e rigidez articular em decorrência do processo de envelhecimento, a goniometria torna-se uma ferramenta falível. Por essa razão, instrumentos e escalas de medida usadas na avaliação funcional do indivíduo, de acordo com suas capacidades e habilidades físicas, são mais adequadas, como índice de Katz, escala de Lawton e medida de independência funcional (MIF).

1 As instruções de posicionamento e valores de referência para cada grau articular podem ser encontradas em Marques (2014).

2.3 Avaliação respiratória

Além de questionar o paciente a respeito de sintomas respiratórios, como dispneia, fadiga, tosse etc., é importante aferir a saturação periférica de oxigênio por meio da oximetria de pulso e a frequência respiratória. Especialmente no âmbito hospitalar, é possível analisar diversos outros parâmetros, como ritmo ventilatório, exames de imagem e laboratoriais, principalmente a gasometria arterial.

A seguir, trataremos de outras formas de avaliação.

2.3.1 Biotipo de tórax

Na avaliação respiratória, na inspeção, o fisioterapeuta deve identificar o biotipo de tórax do paciente. Existem três biótipos básicos de tórax fisiológico: 1) brevilíneo, 2) normolíneo e 3) longilíneo. A diferença entre eles reside em variações anatômicas, ou seja, não são patológicas, e variam, principalmente, pela estatura do indivíduo.

Posteriormente, abordaremos os tipos patológicos de tórax, que estão associados a alguma doença ou condição que o paciente apresente; por ora, descreveremos os tipos citados:

1. Brevilíneo: conhecido como *tórax inspirado*, com o diâmetro vertical mais curto em relação ao anteroposterior e ao laterolateral (que são iguais). Os arcos costais tendem à horizontalização, e o espaço entre os rebordos costais e as cristas ilíacas é menor. O ângulo de Charpy, ilustrado na Figura 2.1 em vermelho, é mais aberto, os hipocôndrios são amplos e os espaços intercostais são mais estreitos.

Figura 2.1 – Ângulo de Charpy

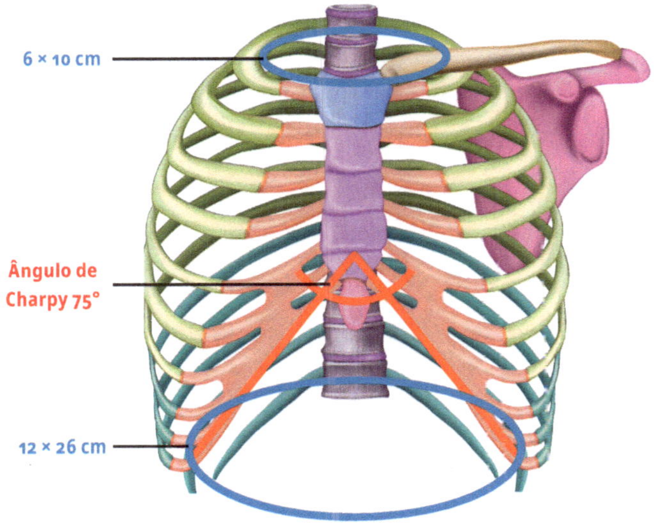

2. Normolíneo: achatado de frente para trás, simétrico, arqueado e com a coluna vertebral encurvada, seu diâmetro anteroposterior é menor do que o laterolateral (relação 1:2). Os espaços intercostais inferiores são visíveis e os superiores são recobertos por músculos. Nesse biotipo de tórax, o ângulo de Charpy é quase reto. O esterno é retilíneo e sem depressão, as clavículas são quase horizontalizadas. Como é possível ver na Figura 2.2, o ângulo de Louis é pouco proeminente, as fossas supra e infraclaviculares não apresentam grandes depressões e as escápulas são simétricas.

Figura 2.2 – Ângulo de Louis

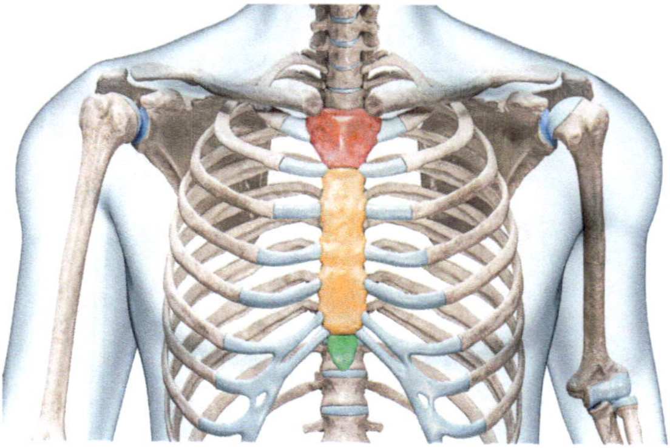

3. Longilíneo: definido como *tórax expirado*, seus espaços intercostais são mais largos, as paredes laterais são estreitas e arqueadas. Seu diâmetro é mais estreito nos hipocôndrios, o ângulo de Charpy é fechado e as paredes anterior e posterior são amplas e achatadas.

2.3.2 Deformidades de tórax

Alguns tórax são típicos de certas patologias ou alterações. Conforme a deformidade torácica, ele pode ser escoliótico, enfisematoso, *pectus carinatum*, *pectus excavatum*, hipercifótico, cônico, raquítico, chato ou lordótico. A seguir, descreveremos essas deformidades.

O tórax escoliótico é assimétrico em decorrência de desvio lateral da coluna vertebral, conforme descrevem Presto e Damázio (2009). Há também desvio do esterno, dos ombros e das escápulas, acarretando alteração no diâmetro laterolateral, segundo os autores.

Na escoliose, um dos lados da coluna vertebral é côncavo, e o outro é convexo. Por sua vez, o tórax cifoescoliótico é decorrente da associação de uma hipercifose e de um desvio lateral da coluna vertebral (escoliose), como explicam os autores.

No tórax enfisematoso, também chamado de *globoso, inspiratório, tonel* ou *barril*, comum em pessoas com doença pulmonar obstrutiva crônica, ocorre aumento do diâmetro anteroposterior em virtude do aprisionamento aéreo e da hiperinsuflação pulmonar. São observadas ainda as seguintes alterações: retificação diafragmática, espaços intercostais aumentados, costelas horizontalizadas e verticalização cardíaca (Carvalho; Senger, 2017).

Esse tipo é o oposto do tórax chato, de aspecto largo e curto, com fossas supra e infraclaviculares profundas, além de hipertrofia de músculos acessórios da respiração e ângulo de Charpy obtuso.

Mais conhecido como *peito de pombo*, o tórax *pectus carinatum* é uma deformidade rara, caracterizada por uma protusão das porções média e inferior do esterno (proeminência condrogladiolar) ou projeção superior do esterno com protusão do manúbrio (proeminência condromanubrial). É considerada uma má formação por crescimento desproporcional das cartilagens dos arcos costais (Pian et al., 2022).

O tórax conhecido como *pectus excavatum* (ou também como *escavado, peito de sapateiro, infundibuliforme, em funil*) é definido por deslocamento posterior da estrutura esternal e anterior das cartilagens costais adjacentes, e o principal fator desencadeante é o crescimento exagerado dos arcos costais.

Com um excesso da curvatura anteroposterior da coluna dorsal, condição congênita ou resultante de postura, segundo Presto e Damázio (2009), o tórax hipercifótico pode levar a uma restrição importante na expansão pulmonar, além de favorecer atelectasias e infecções pulmonares de repetição. As pessoas com essa deformidade têm ombros com protusão anterior e as escápulas são aladas.

O tórax cônico, também chamado de *sino* e de *piriforme*, apresenta a extremidade inferior torácica exageradamente alargada, comumente encontrada na hepatoesplenomegalia e na ascite volumosa. O esterno, nesse tórax, é proeminente, o epigástrio se retrai na inspiração e os músculos acessórios da inspiração são hipertrofiados (Albério et al., 2023).

Comum pela deficiência de vitamina D e de raquitismo, no tórax raquítico são observadas descurvaturas no nível das articulações costocondrais, resultando em um sulco de cada lado do tórax (Presto; Damázio, 2009).

Comum em indivíduos longilíneos, em síndrome consumptiva grave e na tuberculose pulmonar severa, o tórax chato, expiratório ou plano, cursa com perda da convexidade da parede anterior torácica e redução do diâmetro anteroposterior. Nesse tipo de tórax, observam-se mais facilmente as estruturas claviculares, as escápulas e os espaços intercostais (Albério et al., 2023).

Por fim, o tórax lordótico é mais frequente por alterações de quadril, caracterizada como compensatória e localizada na região lombar. Verifica-se esse tipo na luxação congênita de quadril e como sequela de poliomielite, de acordo com Presto e Damázio (2009).

2.3.3 Ausculta pulmonar

A ausculta pulmonar é um método de exploração funcional que serve para identificar sons normais e patológicos nos pulmões. As regiões auscultadas são: anterior, posterior e lateral, sempre com a comparação dos lados. O som normal de entrada e saída de ar dos pulmões é chamado *murmúrio vesicular*.

Importante!

Nas pessoas idosas, o murmúrio vesicular pode apresentar-se reduzido em virtude da diminuição de volumes e capacidades pulmonares, decorrente da fraqueza muscular respiratória inerente ao processo de envelhecimento.

Entre os ruídos patológicos mais comuns, Presto e Damázio (2009) destacam os seguintes:

a) Roncos (crepitações grosseiras de baixa frequência): característico de secreção espessa em vias aéreas de grande calibre.
b) Sibilos (alta frequência): os sibilos inspiratórios podem estar associados à secreção espessa em vias aéreas de pequeno calibre, enquanto os sibilos expiratórios correspondem ao "broncoespasmo" (chiado), sinal comum em doenças obstrutivas crônicas e hiperreatividade brônquica.
c) Estertores crepitantes (crepitações de alta frequência): sinal patognomônico da pneumonia, um ruído semelhante a "pisar em folhas secas" ou "atritar os fios de cabelo ao lado do ouvido", traduzido em líquido no interstício pulmonar, e não em vias aéreas. Ocorre também no edema agudo de pulmão.
d) Estertores subcrepitantes ou bolhosos (crepitações de baixa e média frequência): presença de secreção fluida em vias aéreas. Normalmente, desaparece após a tosse com expectoração.
e) Atrito pleural: relacionado ao cisalhamento dos folhetos pleurais, presente no derrame pleural ou em casos de pleurite.

2.4 Avaliação cardiovascular

Grande parte das pessoas idosas sofre de doenças crônicas não transmissíveis (DCNTs), como hipertensão arterial sistêmica; por isso, a aferição da pressão arterial deve ser feita, de preferência, antes, durante e depois do atendimento fisioterapêutico. Sua descompensação deve ser considerada critério para a descontinuação da terapia.

Além do controle da pressão arterial, da frequência cardíaca e da percepção subjetiva de esforço (escala de Borg modificada), outros pontos são importantes para a avaliação cardiovascular, como especificaremos a seguir.

2.4.1 Hematoma, varizes e edema

Em pacientes idosos, principalmente pessoas com diabetes ou que fazem uso de medicação anticoagulante, é importante verificar a presença de hematomas, ulcerações e varizes, pois a circulação e o retorno venoso podem estar comprometidos.

Para a avaliação do edema, adota-se a técnica do sinal de cacifo (ou de Godet), amplamente utilizada na área da saúde: faz-se uma compressão digital sobre uma saliência óssea e espera-se alguns segundos (Albério et al., 2023).

De acordo com a intensidade da depressão (em mm) e o tempo de desaparecimento, o edema pode ser classificado em graus I, II, III e IV. Os quadros de edema mais significativos são característicos de pacientes com distúrbios cardíacos e renais graves.

A Figura 2.3 ilustra a aplicação da técnica do sinal de cacifo. As imagens mostram resultados nos quatro graus. O teste é feito por meio de uma compressão do local com o polegar por, aproximadamente, 10 segundos. Em caso de formação de depressão, ela pode ser classificada conforme ilustrado na figura.

Quando essa depressão reverte em menos de 15 segundos, a hipótese é baixa pressão oncótica (hipoalbuminemia), já tempos superiores estão associados a aumento da pressão hidrostática (Diskin et al., 1999).

Figura 2.3 – Avaliação de edemas

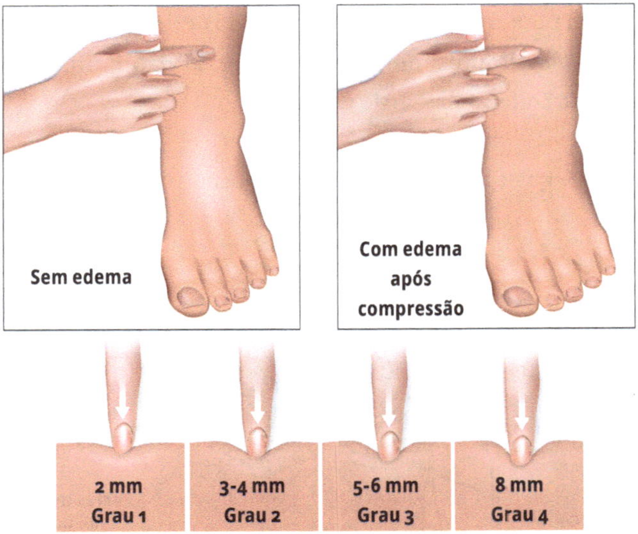

Sakurra/Shutterstock

2.4.2 Ausculta cardíaca

Assim como a ausculta pulmonar, existem alguns focos cardíacos que devem ser auscultados, como ressaltam Pazin-Filho, Schmidt e Maciel (2004):

a) Foco aórtico: 2º espaço intercostal direito, junto ao esterno.
b) Foco pulmonar: 2º espaço intercostal esquerdo, junto ao esterno.
c) Foco mitral (*ictus cordis*): 4º ou 5º espaço intercostal esquerdo da linha hemiclavicular.
d) Foco tricúspide: base do apêndice xifoide, ligeiramente para a esquerda.

Na Figura 2.4, estão ilustrados os focos que devem ser identificados na ausculta cardíaca, produzidos durante a sístole e a diástole. Ressaltamos, entretanto, que esse não é um procedimento padrão feito pelo fisioterapeuta.

Figura 2.4 – Posições para ausculta cardíaca

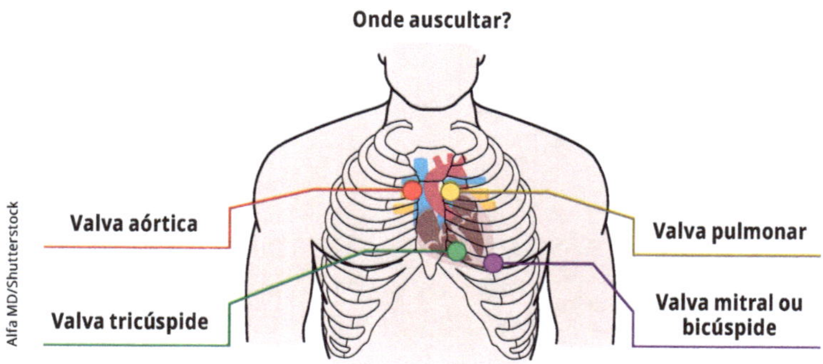

2.4.3 Eletrocardiograma

O eletrocardiograma é um exame que verifica a atividade elétrica do músculo cardíaco.

As principais alterações eletrocardiográficas na pessoa idosa são, conforme Santos et al. (2017, p. 1069):

1. Alterações da frequência e/ou ritmo cardíaco
2. Alargamento e modificação da morfologia dos complexos QRS
3. Alterações da amplitude dos complexos QRS
4. Alterações da repolarização ventricular (modificações de ST-ondas T)
5. Ondas Q patológicas ou complexos QRS
6. Prolongamento do intervalo QT

Na Figura 2.5, estão representadas as frequências cardíacas (FCs). A primeira, taquicardia, é a FC aumentada, e a terceira, bradicardia, é a FC reduzida. Quando o ritmo cardíaco está normal (segunda FC da figura), diz-se *ritmo sinusal*. As irregularidades no ritmo (última FC da figura) são denominadas *arritmias cardíacas*, como a fibrilação atrial, muito comum em pessoas idosas.

Figura 2.5 – Frequência e ritmo cardíaco

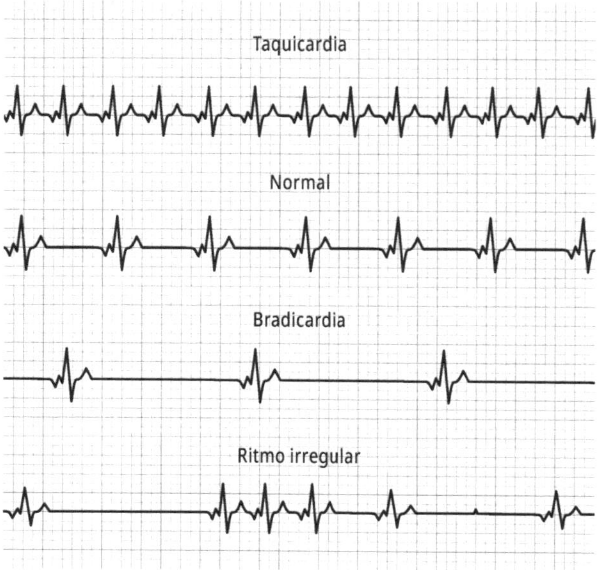

Seemly Fluffy/Shutterstock

2.5 Avaliação neurológica

A avaliação neurológica deve ser iniciada com a verificação do nível de consciência do paciente, da orientação em tempo e espaço e da capacidade de resposta a questionamentos, pois toda condução de avaliação e tratamento considera o grau de entendimento e a compreensão do paciente.

2.5.1 Nível de consciência

O nível de consciência pode ser avaliado por meio de diversas escalas e instrumentos específicos. De forma geral, esse nível pode ser classificado como alerta, sonolento, obnubilado, torporoso ou comatoso. Na maior parte dos casos, pacientes com menor nível de consciência são encontrados em ambiente de terapia intensiva, com ou sem uso de sedação.

Importante!

Pacientes sob sedação têm um nível de consciência avaliado pela escala de agitação e sedação de Richmond, mais conhecida pela sigla Rass (Richmond Agitation-Sedation Scale), descrita no Quadro 2.1.

Como se trata de uma escala avaliativa, a proposta terapêutica não é diretamente associada. O escore, entretanto, norteia a condução da terapia, uma vez que pacientes agressivos e que oferecem risco para a equipe não são colaborativos. Já pacientes alertas e calmos podem estar aptos para exercícios assistidos e ativos, e pacientes comatosos devem ser submetidos a recursos terapêuticos passivos ou correntes elétricas, ou seja, que independem do nível de consciência.

Quadro 2.1 – Escala de agitação-sedação de Richmond

Pontuação	Classificação
+4 Combativo	Violento, risco para a equipe
+3 Muito agitado	Conduta agressiva
+2 Agitado	Com movimentos despropositados
+1 Inquieto	Ansioso, sem movimentos agressivos
0 Alerta	Calmo
−1 Sonolento	Facilmente despertável, mantém contato visual por mais de 10 segundos
−2 Sedação leve	Despertar precoce ao estímulo verbal, mantém contato visual por menos de 10 segundos

(continua)

(Quadro 2.1 – conclusão)

Pontuação	Classificação
−3 Sedação moderada	Abertura ocular ao estímulo verbal, sem contato visual
−4 Sedação intensa	Sem abertura ocular, apenas resposta motora ao estímulo
−5 Não desperta	Sem resposta ao estímulo verbal ou físico

Fonte: Ely et al., 2003, p. 2985, tradução nossa.

Indivíduos sem sedação são avaliados pela escala de coma de Glasgow, que avalia a abertura ocular, a resposta verbal e a resposta motora. O escore final totaliza de 3 a 15 pontos, como descrito no Quadro 2.2

Quadro 2.2 – Escala de coma de Glasgow

Abertura ocular (1-4)	Espontânea	4
	Ao som	3
	À pressão	2
	Nenhuma	1
Resposta verbal (1-5)	Orientada	5
	Confusa	4
	Palavras	3
	Sons	2
	Nenhuma	1
Resposta motora (1-6)	Obedece a comandos	6
	Localiza	5
	Flexão normal	4
	Flexão anormal (descorticação)	3
	Extensão (descerebração)	2
	Nenhuma	1

Fonte: Teasdale, 2014, p. 12, tradução nossa.

Como esclarecem Ferreira et al. (2025), em pacientes com escore igual ou inferior a 8, a recomendação é a intubação orotraqueal; em pacientes com rebaixamento do nível de consciência, a causa deve ser analisada para definir o plano de tratamento, e qual modalidade terapêutica é mais indicada, de acordo com seus objetivos. Por exemplo, exercícios ativos fora do leito são possíveis somente se o paciente está compreensivo, orientado e colaborativo.

2.5.2 Tônus muscular

Em virtude do processo de envelhecimento, é comum as pessoas idosas apresentarem redução do tônus muscular que, associado à deficiência de equilíbrio e de coordenação motora, aumenta o risco de quedas e leva à redução da estabilidade.

Preste atenção!

Em caso de distúrbios neurológicos, como acidente vascular encefálico (AVE), doença de Parkinson e traumatismo cranioencefálico (TCE), o tônus pode apresentar-se aumentado e até mesmo com flutuações, dependendo da área lesada.

Para avaliar o tônus muscular (hipertonia/espasticidade), recorre-se à mobilização articular passiva. Essa avaliação é feita em graus, por meio da escala de Ashworth modificada, descrita a seguir, de acordo com Bohannon e Smith (1987):

a) Grau 0: nenhum aumento do tônus muscular.
b) Grau 1: leve aumento do tônus muscular, manifestado por uma leve contração ou mínima resistência no final da amplitude de movimento.

c) Grau 1+: leve aumento do tônus muscular, manifestado por uma contração, seguida de mínima resistência na amplitude restante (aproximadamente metade do arco de movimento).
d) Grau 2: aumento do tônus muscular mais marcante durante a maior parte do movimento.
e) Grau 3: considerável aumento do tônus muscular, e o movimento passivo é difícil.
f) Grau 4: parte afetada rígida em flexão ou extensão.

2.5.3 Reflexos miotendinosos

Os reflexos profundos mais comumente avaliados, segundo Kenyon e Kenyon (2010), são: bicipital (C5-C6), tricipital (C7-C8), patelar (L3-L4) e aquileu (S1-S2). Respostas reduzidas ou aumentadas podem estar associadas à hipertonia ou à hipotonia, que são alterações de tônus muscular em razão de lesão neurológica.

Na pessoa idosa em processo de senescência, portanto sem patologias associadas, os reflexos estarão diminuídos, comumente, por causa da redução do tônus muscular, condição inerente ao envelhecimento natural.

2.5.4 Dermátomos e miótomos

Os dermátomos são áreas delimitadas e inervadas por raízes nervosas sensoriais (ramo dorsal) e os miótomos são inervados por raízes nervosas motoras (ramo ventral). Ou seja, cada nível vertebral e sua respectiva raiz nervosa correspondem a um dermátomo e um miótomo específico. Essa avaliação é feita na neurologia, especialmente em casos de lesão medular traumática.

A Figura 2.6 mostra o mapeamento dos dermátomos, no qual cada cor corresponde a uma área que é inervada por nervos sensoriais, cuja origem é uma única raiz nervosa: a área em amarelo corresponde a raízes cervicais; em verde, a torácicas; em vermelho, a lombares; em azul, a sacrais.

Figura 2.6 – Mapeamento de dermátomos

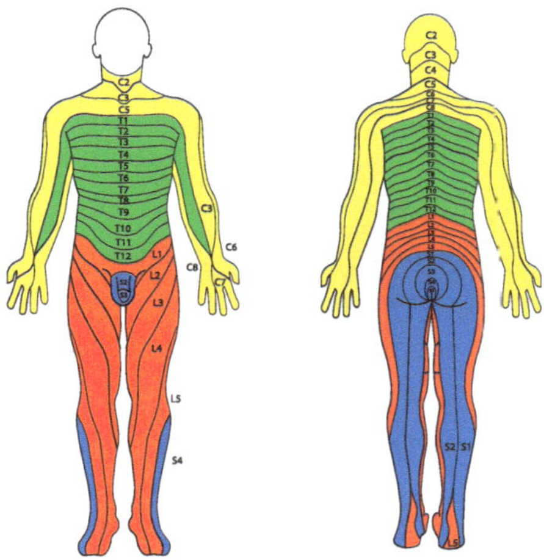

JFontan/Shutterstock

2.5.5 Nervos cranianos

A avaliação dos nervos cranianos deve ser feita em caso de lesão neurológica periférica ou com acometimento central. Existem 12 pares de nervos cranianos (NC) que devem ser testados separadamente, segundo Kenyon e Kenyon (2010):

I. olfatório;
II. óptico;
III. oculomotor;
IV. troclear;

v. trigêmeo;
vi. abducente;
vii. facial;
viii. vestibulococlear;
ix. glossofaríngeo;
x. vago;
xi. acessório;
xii. hipoglosso.

A avaliação da integridade dos nervos cranianos é feita de forma individual para cada par, testando a função executada por cada um deles. Por exemplo, para o nervo facial, que é associado à mímica facial, solicita-se ao paciente que faça movimentos de expressão como mandar beijo, sorrir, levantar a sobrancelha etc.

Como as pessoas idosas estão suscetíveis a deficiências sensoriais, podem desenvolver disfunções associadas a nervos cranianos responsáveis por essas funções, como olfato (o par de NCI), visão (os pares de NCII, III e VI) e equilíbrio (par de NCVIII).

Em casos de disfunções autonômicas, o par de NCX pode estar acometido. Em situações de emergências neurológicas, como no AVE, eventualmente pode ocorrer lesão do nervo facial (par de NCVII), provocando paralisia facial central.

Para finalizar este capítulo, ressaltamos que a instrumentalização adequada da avaliação fisioterapêutica é essencial para direcionar nossa conduta profissional corretamente, de acordo com o diagnóstico cinético-funcional e com os respectivos objetivos de tratamento que serão propostos ao paciente.

Com base na avaliação fisioterapêutica e reconhecendo o "padrão de normalidade" e fisiológico, os fisioterapeutas devem estar aptos a elencar os principais objetivos do paciente e, consequentemente, o tratamento mais indicado: "só sabe tratar quem sabe avaliar". Por exemplo, ao tratar uma pessoa com fraqueza muscular, deve-se considerar exercícios resistidos para fortalecimento; uma pessoa com distúrbios ventilatórios, com técnicas específicas; uma pessoa com alterações neurológicas, por sua vez, deve ser tratada com ferramentas para organização de tônus e treino de funcionalidade.

O tratamento fisioterapêutico deve ser fundamentado na individualização de cada paciente, ou seja, em cada avaliação e em seus respectivos objetivos. Os protocolos são estruturados para nortear a conduta dos profissionais, mas não podem ser aplicados em todos os indivíduos de forma aleatória.

Para saber mais

KHOURI, A. N.; CHUNG, K. C. Evaluating Out Comes Following Nerve Repair: Beyond the Medical Research Council. **Hand Clinics**, v. 40, i. 3, p. 441-449, Aug. 2024. Disponível em: <https://www.sciencedirect.com/science/article/abs/pii/S0749071224000179?via%3Dihub>. Acesso em: 25 fev. 2025.

Publicado recentemente, esse artigo contém informações relevantes a respeito de diversas ferramentas de avaliação do fisioterapeuta, incluindo domínio de função motora, sensorial e presença de dores ou desconfortos. No estudo, são abordados testes manuais de força muscular, dinamometria, testes para verificação de integridade sensorial e questionários voltados à avaliação da qualidade de vida.

LUVIZOTTO, G. J.; SOUZA, L. A. P. S. **Avaliação neurológica funcional**. Curitiba: Appris. 2020.

Sugerimos também a leitura da obra de Luvizotto e Souza para se aprofundar na avaliação dos nervos cranianos, com suas características, funções e alterações.

Síntese

Neste capítulo, mostramos que a avaliação fisioterapêutica na geriatria deve ser completa, abordando de forma minuciosa todos os dados relevantes da história clínica do paciente. O fisioterapeuta deve iniciar com a anamnese e a coleta de informações básicas, para determinar o diagnóstico cinético-funcional e a conduta fisioterapêutica.

Na avaliação musculoesquelética, destacamos que é fundamental a inspeção, identificando alterações posturais, padrão de marcha, grau de força muscular, amplitude de movimento articular e possíveis encurtamentos, contraturas e/ou deformidades.

Em seguida, explicitamos que a avaliação cardiorrespiratória baseia-se na verificação anatômica do tórax, possíveis anormalidades estruturais e funcionais, bem como padrão ventilatório, ausculta pulmonar e presença de sinais de esforço respiratório. Ressaltamos, ainda, a importância da investigação de edema, hematoma e lesões vasculares.

Depois, explicamos que pacientes com sequelas neurológicas devem ser submetidos à avaliação de tônus muscular e testes para verificar integridade de reflexos profundos e superficiais.

Para finalizar, expusemos que não é necessária a avaliação de todos os sistemas em todos os indivíduos, uma vez que ela deve ser individualizada e adequada de acordo com suas necessidades específicas.

Questões para revisão

1. (HCFMUSP – Fisioterapeuta musculoesquelético, 2015) A avaliação multidimensional do idoso tem como objetivo avaliar a capacidade funcional, a saúde física, a função cognitiva e o estado emocional do idoso, entre outros domínios. Assinale a escala que avalia as atividades básicas de vida diária:
   a) Escala de equilíbrio de Berg.
   b) Índice de Katz.
   c) Miniexame do estado mental.
   d) Escala de Depressão Geriátrica (GDS-15).
   e) Escala de Lawton e Brody.

2. (HCFMUSP – Fisioterapeuta musculoesquelético, 2015) Com o avançar da idade, o alinhamento postural é modificado. Assinale a alternativa que indica alterações típicas do idoso.
   a) Cabeça anteriorizada, aumento da cifose torácica, diminuição da lordose lombar e tendência à retroversão pélvica.
   b) Cabeça lateralizada, aumento da cifose torácica, diminuição da lordose lombar e tendência à retroversão pélvica.
   c) Cabeça anteriorizada, retificação da cifose torácica, aumento da lordose lombar e anteversão pélvica.
   d) Cabeça lateralizada, retificação da cifose torácica, aumento da lordose lombar e anteversão pélvica.
   e) Cabeça lateralizada, aumento da cifose torácica, aumento da lordose lombar e retroversão pélvica.

3. (Prefeitura de Fortaleza/CE – Fisioterapeuta, 2018) Sobre os instrumentos de avaliação da capacidade funcional frequentemente utilizados em idosos, assinale a alternativa correta:
   a) O questionário BOMFAQ avalia a dificuldade referida e a quantificação de comprometimento na realização de 7 atividades instrumentais da vida diária.
   b) A escala de Barthel mede o grau de independência em 10 atividades da vida diária que são pontuadas entre 0, 10, 20, 30, proporcional à dependência.
   c) O índice de Katz avalia as habilidades de manutenção de 6 atividades diárias, hierarquicamente, sob o aspecto fisiológico de funções mais complexas, como banho, para funções mais simples, como alimentação.
   d) A MIF avalia o grau de independência em 18 tarefas agrupadas em 2 dimensões: autocuidado e locomoção.

4. (Prefeitura de Caraguatatuba/ SP – Fisioterapeuta, 2024) Um paciente idoso, em repouso, apresenta os seguintes resultados em sua avaliação clínica:

   - Frequência respiratória (FR) = 25 ipm;
   - Frequência cardíaca (FC) = 115 bpm;
   - Pressão arterial sistólica (PAS) = 115 mmHg;
   - Pressão arterial diastólica (PAD) = 65 mmHg;
   - Fração de ejeção do ventrículo esquerdo (FE) = 28%.

   Comparando os valores apresentados aos padrões de normalidade, assinale a afirmativa correta.

   a) FR = elevada; FC = normal; PAS = elevada; PAD = normal; FE = normal.
   b) FR = normal; FC = elevada; PAS = normal; PAD = elevada; FE = elevada.

c) FR = normal; FC = normal; PAS = normal; PAD = elevada; FE = reduzida.
d) FR = elevada; FC = normal; PAS = normal; PAD = elevada; FE = normal.
e) FR = elevada; FC = elevada; PAS = normal; PAD = normal; FE = reduzida.

5. Paciente idoso é internado com sinais de insuficiência respiratória aguda, apresentando sinais de esforço respiratório, sinais vitais alterados, cianose de extremidades, tosse produtiva e baixa saturação periférica de oxigênio. A familiar relata que ele é disfágico e, eventualmente, se engasga ao se alimentar ou ingerir líquidos. Ao fazer a ausculta pulmonar, identificamos ruídos semelhantes a "pisar em folhas secas" ou "atritar fios de cabelo ao lado do ouvido". Qual é o nome desse estertor e a qual patologia ele, geralmente, está associado? Qual a relação da disfagia com a doença em questão?

Questão para reflexão

1. Considere uma pessoa idosa que busca seu atendimento de fisioterapia: a queixa principal, relatada na primeira etapa da avaliação, é edema nos membros inferiores. O paciente refere que não apresenta histórico de doenças neurológicas e não sente dor. Com base no exposto, reflita sobre qual tipo de avaliação deve ser conduzida e se é preciso fazer testes de tônus muscular, reflexos superficiais e profundos. Justifique.

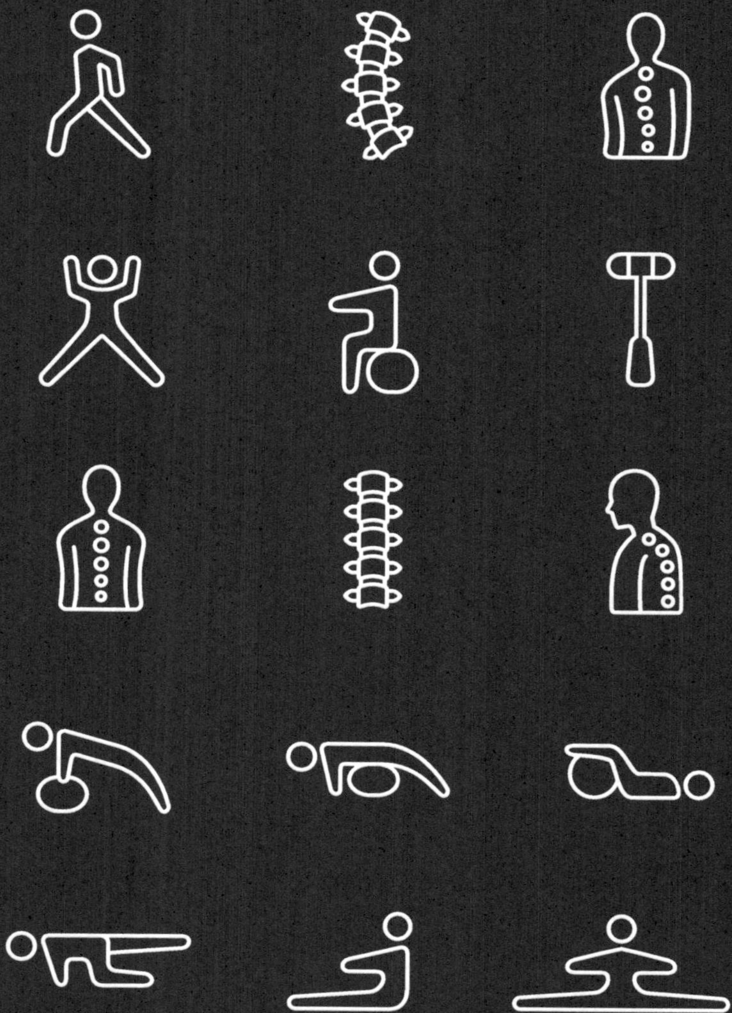

Capítulo 3

Patologias osteomioarticulares na pessoa idosa

Conteúdos do capítulo:

- Principais patologias osteomioarticulares.
- Conceitos de fisioterapia cardiorrespiratória.
- Técnicas e manobras da fisioterapia cardiorrespiratória.

Após o estudo deste capítulo, você será capaz de:

1. aplicar conceitos de fisioterapia relacionados a patologias do sistema musculoesquelético de pessoas idosas;
2. reconhecer os mecanismos de ação, os fatores de risco e as manifestações clínicas dessas patologias;
3. determinar o diagnóstico, o tratamento adequado e a intervenção fisioterapêutica nos casos de pessoas idosas acometidas por essas patologias.

3.1 Osteoporose e fraturas

Segundo a Organização Mundial da Saúde (OMS), citada por Zepetnek, Giangregorio e Craven (2009, p. 529, tradução nossa), a osteoporose é "uma doença esquelética crônica caracterizada pela baixa massa óssea e deterioração da microarquitetura do tecido ósseo, afetando milhões de pessoas, causando alto risco de fraturas e perda da qualidade de vida".

A fisiopatologia dessa doença é fundamentada, segundo Khosla e Riggs (2005), na diminuição acentuada da densidade mineral óssea, em que há um desequilíbrio da atividade osteoblástica e osteoclástica, respectivamente redução de novas células ou aumento da reabsorção da matriz óssea, que é formada principalmente por cálcio e fosfato.

Na Figura 3.1, estão ilustrados os estágios da redução da densidade mineral óssea na região proximal do fêmur, osso classificado como longo. Podemos observar que, da esquerda para a direita, ocorre um aumento da porosidade da estrutura óssea (espaços entre as trabéculas ósseas – região mais interna e menos densa). Essa porosidade da estrutura causa redução da densidade mineral óssea e maior suscetibilidade à ocorrência de fraturas.

Figura 3.1 – Estágios da osteoporose

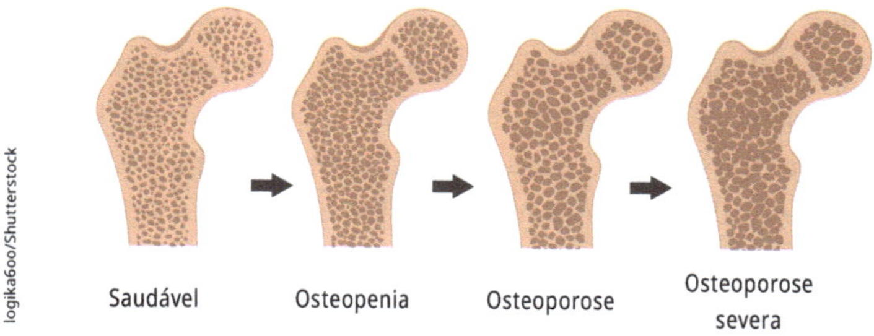

Mais comumente diagnosticada em mulheres após a menopausa, quando os níveis de estrogênio estão em declínio expressivo, a osteoporose é classificada, de acordo com Pereira e Mendonça (2017), em:

a) primária do tipo I, que ocorre em mulheres após a menopausa, com perda acelerada do osso trabecular, cujas fraturas mais comuns são as vertebrais;
b) primária do tipo II, que acomete pessoas idosas em geral, independentemente do sexo, e atinge tanto o osso cortical quanto o trabecular, e as fraturas consequentes desse tipo ocorrem predominantemente em vértebras e no fêmur;
c) secundária, que está associada a distúrbios endócrinos, genéticos, reumatológicos, digestivos disabsortivos, neoplásicos ou após imobilização prolongada.

3.1.1 Fatores de risco e diagnóstico

Entre as causas mais comuns de osteoporose, destacamos falta de atividade física e estresse físico sobre os ossos; desnutrição; deficiência de minerais e vitaminas; redução da secreção de estrogênio, especialmente na menopausa; idade avançada e síndrome de Cushing (Hall, 2011).

A técnica padrão-ouro para diagnóstico da osteoporose é a densitometria óssea (DXA) e, como o estágio inicial da doença costuma ser assintomático, o diagnóstico tardio provoca altas taxas de morbidade, de incapacidade e de mortalidade precoce (Pereira; Mendonça, 2017).

3.1.2 Fraturas

Entre as mulheres com perda óssea não tratada, 50% sofrem algum tipo de ruptura óssea, 17% fraturam o fêmur proximal, e 30 a 40%, a região vertebral. Mesmo que fraturas ósseas de punho, úmero e vértebras não estejam diretamente relacionadas a taxas mais altas de mortalidade, elas causam alterações importantes, levando a incapacidade funcional e perda substancial de qualidade de vida em pessoas idosas.

Aos 50 anos de idade, as fraturas mais prevalentes são as de punho; aos 60 anos, as fraturas vertebrais são as mais comuns (Pereira; Mendonça, 2017) e, aos 70, prevalecem as fraturas de fêmur (Chang et al., 2004).

As fraturas de rádio e de ulna são muito prevalentes após as quedas, sendo nomeadas conforme sua localização:

a) fratura de Monteggia: fratura da ulna associada à luxação da cabeça do rádio;
b) fratura de Galeazzi: fratura do rádio associada à luxação da articulação radioulnar inferior;
c) fratura de Colles: fratura transversal da porção distal do rádio com deslocamento dorsal (posterior);

d) fratura de Smith: fratura transversal da porção distal do rádio com deslocamento volar (anterior) – "Colles invertido".

A Figura 3.2 ilustra as fraturas descritas, de acordo com sua localização e nomenclatura específica.

Figura 3.2 – Fraturas de rádio e de ulna

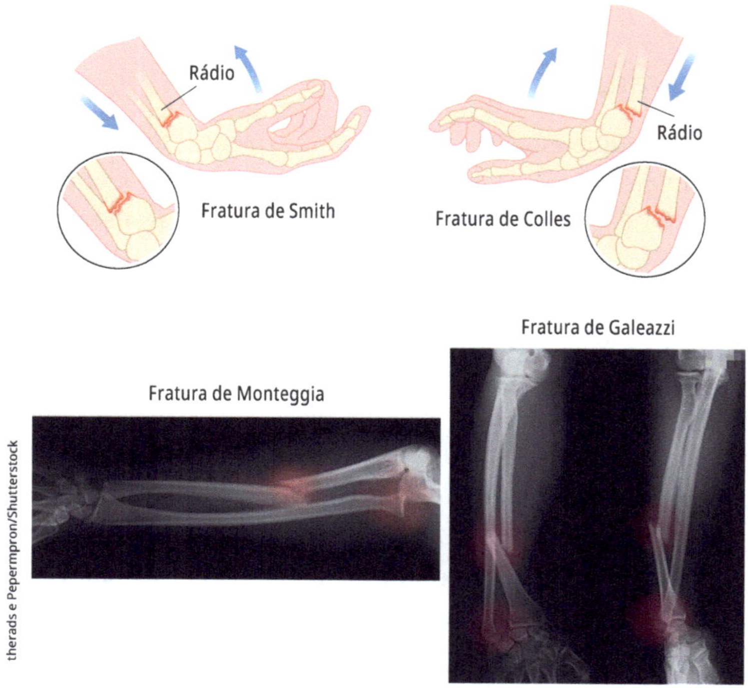

Apenas um terço das fraturas de fêmur proximal ocorre na população idosa masculina, mas com índices maiores de morbidade e de mortalidade quando comparados aos de mulheres: após três meses de fratura, a taxa de mortalidade é de 40% e, nas mulheres, é de 20%, conforme Pereira e Mendonça (2017).

Além da complicação incapacitante para o indivíduo, as fraturas representam um sério problema de saúde pública em razão dos gastos significativos para o sistema, visto que, aproximadamente, 50% dos sobreviventes passam a ser dependentes para as atividades básicas (Pereira; Mendonça, 2017).

3.1.3 Intervenção fisioterapêutica

O fisioterapeuta pode atuar na prevenção da osteoporose e de fraturas, bem como na melhora da qualidade da massa óssea por meio da atividade física, uma vez que, como esclarecem Bielemann, Martinez-Mesa e Gigante (2013), ela estimula a formação do osso por meio da contração muscular e do efeito piezoelétrico, acelerando a deposição de matriz óssea e reduzindo sua reabsorção.

A contração muscular, por meio de exercícios ativos e resistidos, gera deformação óssea, que é o fenômeno piezoelétrico, e consequente aumento de fluxo sanguíneo e formação óssea (Pereira; Mendonça, 2017).

Portanto, a atividade física torna-se essencial no ganho de densidade mineral óssea, especialmente exercícios antigravitacionais. Logo, recomenda-se fortemente exercícios de fortalecimento, caminhada e outras modalidades que gerem impacto e tomada de peso.

Pereira e Mendonça (2017) explicam que o aumento do fluxo de sangue no tecido ósseo também contribui para a melhor nutrição e formação tissular. Indivíduos restritos ao leito chegam a ter redução de 1% de osso trabecular a cada semana de imobilização, e o osso cortical reduz mais lentamente.

3.2 Osteoartrose

A osteoartrose ou artrose é uma doença articular crônica e degenerativa, sendo considerada a mais prevalente em pessoas com idade superior a 65 anos. A condição cursa com desequilíbrio entre a formação e a degeneração da cartilagem, associada a variáveis como: sobrecarga mecânica, modificações bioquímicas da estrutura e genética (Coimbra et al., 2004).

O processo fisiopatológico da osteoartrose envolve mecanismos de remodelação contínua da cartilagem, por meio de destruição e reparo. Existe um desequilíbrio entre a formação e a degradação da matriz extracelular, associado a um aumento da expressão de citocinas inflamatórias e à perda da força de tensão, tornando o tecido mais suscetível às lesões. Além disso, o osso subcondral é acometido por microfraturas, o que leva a enrijecimento e perda da reversibilidade à compressão (Tsezou, 2014).

A osteoartrose é uma patologia crônica que acomete a cartilagem articular, causando alterações secundárias no osso adjacente, sendo mais prevalente em articulações de maior sobrecarga, como coluna vertebral, joelhos e quadris. A condição cursa com processo inflamatório, degeneração óssea, quadro de dor, perda de mobilidade e incapacidade funcional (Kenyon; Kenyon, 2010).

3.2.1 Fatores de risco e diagnóstico

Entre os principais fatores etiológicos para o desenvolvimento da osteoartrose, Coimbra e Rossi (2017) destacam: idade, herança genética, trauma, esforço repetitivo, obesidade, alterações anatômicas, instabilidade articular e alterações bioquímicas da cartilagem.

Adicionalmente, articulações previamente traumatizadas – fratura, ruptura ligamentar, lesão meniscal – e submetidas a esforços repetitivos, como os de atletas, são mais suscetíveis à osteoartrose com o decorrer do processo de envelhecimento (Coimbra; Rossi, 2017).

O diagnóstico da osteoartrose é feito por meio da história clínica do paciente aliada a exames de imagem, como radiografia ou tomografia computadorizada, os quais podem mostrar sinais de redução do espaço intra-articular, presença de cistos subcondrais, osteófitos e degradação óssea (Coimbra; Rossi, 2017).

A Figura 3.3 ilustra alguns achados radiográficos comuns no diagnóstico de osteoartrose.

Figura 3.3 – Osteoartrose

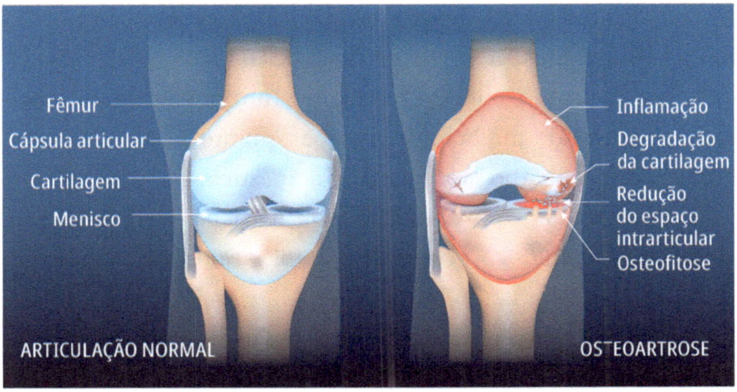

Designua/Shutterstock

3.2.2 Tratamento clínico e/ou prognóstico

O tratamento é conservador, inicialmente. A fisioterapia obtém resultados positivos em grande parte dos casos e, eventualmente, pode ser associada a medicamentos e suplementos.

De acordo com Coimbra et al. (2004), a indivíduos com a doença em graus mais avançados e comprometimento progressivo da articulação que já foram submetidos a tratamento conservador refratário, podem ser indicadas técnicas cirúrgicas: desbridamento artroscópico, osteotomia e artroplastia, que será abordada na próxima seção.

3.2.3 Intervenção fisioterapêutica

O tratamento da osteoartrose deve ser multidisciplinar, competindo à fisioterapia a educação em saúde e a reeducação funcional dos indivíduos. A atividade física de intensidade moderada deve ser prescrita e supervisionada por um profissional capacitado, enfatizando também orientações quanto à ergonomia do ambiente de trabalho profissional e doméstico.

Cabe ressaltar a possibilidade e/ou necessidade de recursos eletrotermoanalgésicos, como crioterapia, calor, cinesioterapia, técnicas de relaxamento e hidroterapia, exercícios de fortalecimento muscular, condicionamento global e prescrição de dispositivos auxiliares de marcha e órteses funcionais.

3.2.4 Artroplastia

Para Coimbra e Rossi (2017), a artroplastia é uma intervenção cirúrgica indicada para casos mais extremos e incapacitantes de osteoartrose. A técnica consiste na substituição parcial ou total da articulação por próteses confeccionadas com materiais artificiais (metal, cerâmica, titânio, polietileno) e, segundo Galia et al. (2017), oferece efeitos significativamente benéficos na redução da dor e na funcionalidade dos pacientes.

Na artroplastia parcial de quadril, apenas a cabeça do fêmur é substituída, com preservação do acetábulo; e, na artroplastia total, os dois componentes são substituídos, como mostrado na Figura 3.4.

Como existem diversas técnicas utilizadas, cabe ao cirurgião escolher uma prótese cimentada ou não cimentada, a incisão póstero-lateral ou anterior e como deverá ser conduzida a descarga de peso no membro acometido (Coimbra; Rossi, 2017).

Na prótese cimentada, utiliza-se cimento ósseo ortopédico (polimetilmetacrilato), em que o acetábulo é remodelado em polietileno de alta densidade, e a cabeça do fêmur, em componente metálico. Na prótese não cimentada, a fixação é feita diretamente na superfície óssea (com parafusos, por exemplo) e, geralmente, é indicada para pacientes mais jovens e ativos (Rezende; Cortez, 2017).

Figura 3.4 – Artroplastia total de quadril

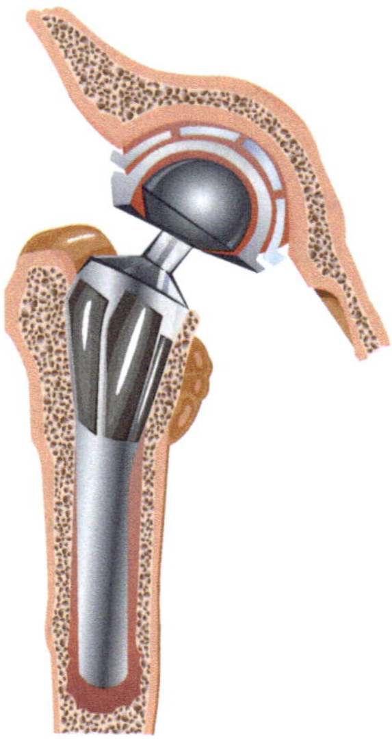

vectorus/Shutterstock

3.2.4.1 Intervenção fisioterapêutica

No pós-operatório, a fisioterapia atua na preservação e na restauração dos movimentos e da força muscular, e o treino de marcha já pode ser iniciado, com uso dos dispositivos auxiliares.

Por se tratar de uma cirurgia de grande porte, a função respiratória também deve ser avaliada e preparada, com exercícios para incremento de volumes e das capacidades pulmonares, treinamento muscular respiratório e técnicas de higiene brônquica, entre outros.

Uma questão importante a ser considerada no pós-operatório de artroplastia total de quadril (ATQ) é a descarga de peso sobre o membro operado. Em casos de prótese não cimentada, a descarga de peso parcial é recomendada até 12 semanas; e para próteses cimentadas, até 8 semanas após o procedimento cirúrgico, embora existam diferentes protocolos incorporados na literatura (Takata et al., 1995; Boschin; Anacleto; Alencar, 2003; Strom; Huss; Larsson, 2006).

Para evitar a luxação da prótese, alguns movimentos articulares devem ser limitados ou não realizados, como flexão de quadril acima de 90°, adução do membro operado e rotação interna do membro operado. Para fortalecimento desses grupos musculares, preconiza-se a aplicação de técnicas de isometria muscular (UFMA, 2025).

A orientação aos pacientes para correto posicionamento para dormir e para executar atividades em casa é essencial, como manter coxins ou travesseiros entre os membros na posição deitada e atentar para execução adequada de transferências, evitando movimentos que possam eventualmente luxar a prótese.

3.2.4.2 Trombose venosa profunda e tromboembolismo pulmonar

A trombose venosa profunda (TVP) e o tromboembolismo pulmonar (TEP) estão entre as complicações mais comuns no pós-operatório de cirurgias ortopédicas em pessoas idosas e contribuem com altos índices de morbimortalidade.

A TVP apresenta uma prevalência de 50 a 60% no pós-operatório de artroplastia, principalmente entre o 7° e o 14° dia. A trombose, como explicam Buksman, Vilela e Buksman (2017, p. 1505), é a "presença de um trombo em uma veia profunda, com oclusão parcial ou completa, e alterações inflamatórias na parede venosa".

Como ilustrado na Figura 3.5, o tromboembolismo é caracterizado por obstrução arterial de ramos pulmonares, causada pelo deslocamento de um coágulo ou outro material, como gordura, na corrente circulatória (Buksman; Vilela; Buksman, 2017).

Figura 3.5 – Tromboembolismo pulmonar

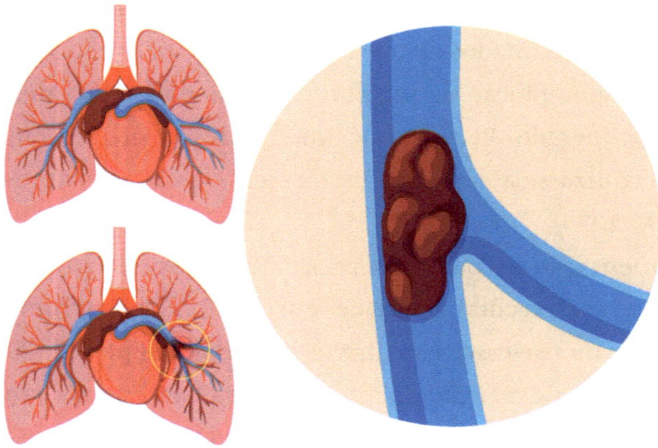

BlueRingMedia/Shutterstock

Além de terapia medicamentosa, como anticoagulação e/ou antiagregação plaquetária, a profilaxia de eventos tromboembólicos abrange a utilização de meias compressivas, de equipamentos pneumáticos intermitentes, como botas, e a mobilização e deambulação precoce, quando não houver contraindicações absolutas para elas (Buksman; Vilela; Buksman, 2017).

A fisioterapia atua também na recuperação funcional após a cirurgia ortopédica para proporcionar analgesia, ganho de amplitude e de flexibilidade articular, inicialmente de forma passiva, bem como ganho de força muscular por meio de exercícios progressivos, ativos, resistidos, isométricos etc., estímulo proprioceptivo e retorno às atividades com condicionamento global.

O treino de funcionalidade deve ser direcionado à realidade de cada paciente, visando às tarefas desempenhadas por ele.

3.3 Hérnia discal

O disco intervertebral tem a função de absorver impactos, além de permitir a movimentação da coluna vertebral em todos os eixos. A hérnia discal, ilustrada na Figura 3.6, é uma condição na qual há ruptura do anel fibroso com consequente saída do núcleo pulposo, sendo possível atingir canal medular ou raízes nervosas (Pitanga; Mélo; Maciel, 2018).

A hérnia discal é uma das principais causas de incapacidade funcional e invalidez profissional, e entre seus principais sintomas estão quadro álgico, limitação dos movimentos articulares, redução de força muscular e da funcionalidade. Quando há compressão nervosa, pode ocorrer parestesia de membros (Lima et al., 2012).

Figura 3.6 – Hérnia de disco

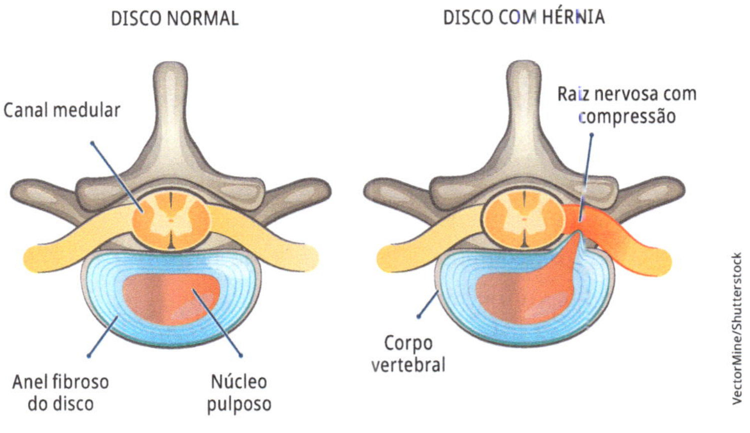

3.3.1 Fatores de risco e diagnóstico

Após correlação de exame clínico e sintomatologia apresentada pelo paciente, as hérnias discais são diagnosticadas por meio de exames de imagem, especialmente a ressonância magnética, que contém informações sobre a localização e o grau de degeneração, bem como melhor visualização das estruturas acometidas.

As hérnias de disco podem ser classificadas em quatro graus, a saber: 1) abaulamento: quando o disco inicia um processo degenerativo, com sinais de desidratação e fissuras; 2) protrusão: quando o disco já se encontra em um novo posicionamento, podendo atingir raízes nervosas e medula espinhal; 3) extrusão: quando o núcleo pulposo exterioriza além das margens da vértebra, agravando casos de pinçamento nervoso; 4) sequestro: quando parte do disco é fragmentada, comprometendo canal medular e estruturas nervosas (Kenyon; Kenyon, 2010).

3.3.2 Tratamento clínico e/ou prognóstico

As hérnias discais podem ser tratadas de forma conservadora, dependendo da localização, do grau de listese vertebral e de consequente comprometimento do canal medular. No entanto, em casos mais severos ou resistentes à terapêutica conservadora, a intervenção cirúrgica pode ser considerada, por meio de fixação dos segmentos acometidos por hastes e/ou parafusos metálicos, procedimento conhecido como *artrodese*.

Nos casos de cirurgia, diversas alterações cinético-funcionais podem ocorrer, uma vez que, com a fixação dos corpos vertebrais, a mobilidade e a amplitude de movimento são reduzidas.

3.3.3 Intervenção fisioterapêutica

O papel do fisioterapeuta é fundamental na prevenção e no tratamento das hérnias discais e envolve a educação em saúde, com orientações ergonômicas, e técnicas de analgesia, relaxamento, alongamento e fortalecimento muscular.

A fisioterapia manual é considerada o "carro-chefe" no tratamento conservador da hérnia de disco, sendo utilizadas: mesa de tração e de descompressão, técnicas de estabilização vertebral, mobilidade articular da coluna vertebral, flexibilidade e técnicas de facilitação neuromuscular proprioceptivas (PNF, sigla do inglês *proprioceptive neuromuscular facilitation*).

O fisioterapeuta deve avaliar caso a caso, e o tratamento depende da fase patológica: aguda, subaguda ou crônica, respeitando os limites de tolerância à dor de cada indivíduo.

Alguns métodos amplamente utilizados nessas situações são: osteopatia, Maitland, Mulligan, PNF, pilates e reeducação postural global (RPG), para evitar a progressão da doença e/ou o desenvolvimento de novas hérnias (Pitanga; Mélo; Maciel, 2018).

3.4 Tendinite e bursite

Como explica Rossi (2017), a tendinite e a bursite são tipologias de reumatismos não articulares, geralmente, com início agudo e com sintomatologia de dor, rigidez e incapacidade funcional.

Entre as principais tendinites, podemos citar síndrome do impacto do ombro, lesão de manguito rotador, tendinite bicipital, epicondilite, tenossinovite de De Quervain, doença de Dupuytren, tenossinovite estenosante e síndrome do túnel do carpo, que está ilustrada na Figura 3.7.

Figura 3.7 - Síndrome do túnel do carpo

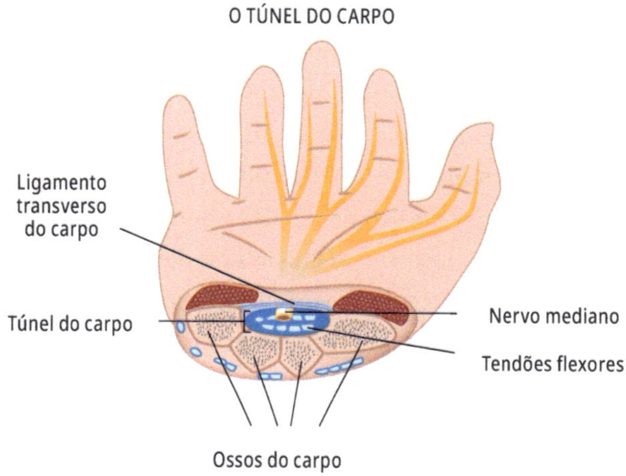

3.4.1 Diagnóstico e tratamento clínico

O diagnóstico dessas condições, segundo Rossi (2017), se dá por meio de exames clínicos, aplicação de testes ortopédicos específicos, como teste de Phalen, teste de Finkelstein, teste de Jobe, teste de Neer, e visualização dos tecidos por meio de imagens, como ultrassonografia e ressonância magnética.

O tratamento pode ser conservador, por meio de técnicas fisioterapêuticas, medicamentoso e, em casos extremos, cirúrgico.

3.4.2 Intervenção fisioterapêutica

A atuação fisioterapêutica nos casos de reumatismos não articulares depende da fase inflamatória em que o paciente se encontra. Por exemplo, em condições mais agudas, são priorizadas técnicas para prevenção e redução de edema, analgesia, mobilização articular, objetivando a diminuição da sobrecarga na articulação e identificação do mecanismo de trauma, e repouso relativo, com diminuição da intensidade dos exercícios e da carga durante a atividade.

Em casos crônicos e na ausência de dor intensa, podem ser incorporados exercícios de fortalecimento, ganho de amplitude articular e treino de propriocepção e funcionalidade.

Para concluir os estudos deste capítulo, ressaltamos que as patologias osteomioarticulares são muito prevalentes na população idosa. O processo de envelhecimento natural já implica alterações dos sistemas, tornando as pessoas idosas mais propensas a desenvolver anormalidades morfológicas e funcionais.

Associado a isso, destacamos a deficiência de equilíbrio e a perda de força e de massa muscular, que potencializam o risco de quedas e lesões.

Por essas razões, fisioterapeutas devem estar aptos para atender casos agudos (trauma imediato ou pós-operatório) e crônicos, elencando as melhores opções de tratamento com base em uma avaliação direcionada e individualizada.

É preciso atentar não somente à lesão em si, mas também a todas as possíveis complicações advindas do processo de imobilização prolongada e/ou redução da independência funcional.

Para saber mais

NI, X. et al. Physical Therapy Options for Knee Osteoarthritis: A Review. **Medicine**, v. 103, p. 30, e38415, July 2024. Disponível em: <https://pmc.ncbi.nlm.nih.gov/articles/PMC11272378/>. Acesso em: 24 fev. 2025.

Essa revisão aborda evidências atuais acerca das opções terapêuticas disponíveis no tratamento da osteoartrose de joelho, patologia altamente prevalente e incapacitante na população geriátrica.

Síntese

Neste capítulo, explicamos que a fisioterapia musculoesquelética enfatiza a prevenção, o tratamento e a reabilitação de lesões ósseas, musculares e articulares por meio de técnicas manuais e recursos eletrotermotofoterapêuticos, a fim de reduzir a dor, melhorar a força muscular e promover maior independência funcional e qualidade de vida ao indivíduo.

Expusemos também que, entre as principais condições constatadas na pessoa idosa, estão: osteoporose, cuja prevalência é maior em mulheres; osteoartrose; fraturas e hérnia discal.

Por fim, salientamos que a fisioterapia atua na profilaxia de eventos tromboembólicos, como trombose venosa profunda e tromboembolismo pulmonar, uma vez que estão diretamente associados ao pós-operatório de intervenções ortopédicas.

Questões para revisão

1. (UFS – Fisioterapeuta, 2014) A perda de massa muscular dos idosos frequentemente se deve
   a) ao aumento dos níveis de atividade.
   b) à atrofia devido ao desuso.
   c) à hipertrofia devido às alterações hormonais.
   d) a uma mudança no tipo de fibra.
   e) aos espasmos simples.

2. (Prefeitura de Matureia/PB – Fisioterapeuta, 2016) No processo natural de envelhecimento, os idosos são potencialmente vulneráveis a um balanço cálcico negativo e à osteopenia/osteoporose em decorrência da hipovitaminose D. Um fisioterapeuta do NASF recebeu o encaminhamento médico de uma paciente idosa de 78 anos, hipertensa, com histórico de quedas nos últimos 6 meses. Dona Maria, após relatar dor no quadril, foi submetida a uma artroplastia total do quadril (ATQ). No pós-operatório em seu domicílio, houve necessidade de orientações e cuidados individualizados do fisioterapeuta. Assinale a alternativa correta com relação ao treino de marcha adequado para o paciente:
   a) O paciente deve utilizar bengala, sendo este o meio auxiliar mais seguro e indicado logo após a cirurgia.
   b) Após um mês, pode ser liberada a descarga de peso no membro submetido ao procedimento cirúrgico.
   c) Para ajudar na sustentação do peso corporal e melhorar o equilíbrio, a paciente deve usar o andador para auxiliar na descarga de peso no membro que foi submetido ao procedimento cirúrgico.
   d) O paciente não deve tocar o membro que foi submetido ao procedimento cirúrgico no chão até completar três meses de pós-operatório, mesmo usando o andador.
   e) As muletas canadenses devem ser indicadas com objetivo de proporcionar um maior grau de independência manual para o paciente.

3. (Prefeitura de Palma Sola/SC – Fisioterapeuta, 2016) A sobrevida da população mundial tem aumentado globalmente nas últimas décadas. Este aumento da longevidade associado ao estilo de vida mais ativo dos idosos da atualidade e as

comorbidades presentes nesta população como redução da força muscular, do equilíbrio, dos reflexos e da densidade mineral óssea, resultando em osteopenia e osteoporose, tem [sic] levado ao aumento dos casos de trauma e consequentemente fraturas na população geriátrica. Com relação às fraturas em idosos, leia as afirmativas a seguir e assinale a alternativa correta:

I) As fraturas proximais do fêmur são comuns nessa faixa etária e destacam-se entre elas as intracapsulares (do colo do fêmur) e extracapsulares (transtrocantéricas e subtrocantéricas).

II) Há estudos que citam que, após seis meses de uma fratura proximal do fêmur, menos da metade dos indivíduos recuperam a função física que apresentavam antes da fratura.

III) Limitações de mobilidade são muito comuns e podem ser parcialmente relacionadas à falta de força e potência muscular. A perna fraturada pode ser 20% mais fraca do que a não fraturada entre 3 a 36 meses

a) Apenas as afirmativas I e II estão corretas
b) Apenas as afirmativas I e III estão corretas
c) Apenas afirmativas II e III estão corretas
d) As afirmativas I, II e III estão corretas.

4. Com relação ao envelhecimento e à força muscular, exemplifique algumas alterações observadas no sistema musculoesquelético.

5. Quais condutas fisioterapêuticas devem ser elencadas como prioridade no pós-operatório de artroplastia total de quadril, visando à redução do risco de TVP e TEP? Justifique a resposta.

Questão para reflexão

1. Considere uma paciente idosa, com obesidade mórbida e diagnosticada previamente com osteoartrose grave em ambos os joelhos e quadris, cuja limitação funcional é tão severa que a impede de permanecer em ortostase, fazer movimentos ativos assistidos, já com deformidades articulares e quadro de dor intensa não responsiva a medicamentos opioides. O tratamento fisioterapêutico, nesse caso, consistiria apenas em mobilização passiva, conforme tolerância da paciente, associada a técnicas de analgesia com recursos eletrotermofototerapêuticos. Todavia, essas condutas atuariam de forma limitada no quadro de dor, sem resolução alguma da disfunção crônico-degenerativa. Com base nesses dados, reflita sobre qual é o papel da fisioterapia no pós-operatório de artroplastia dessa paciente, do ponto de vista vascular.

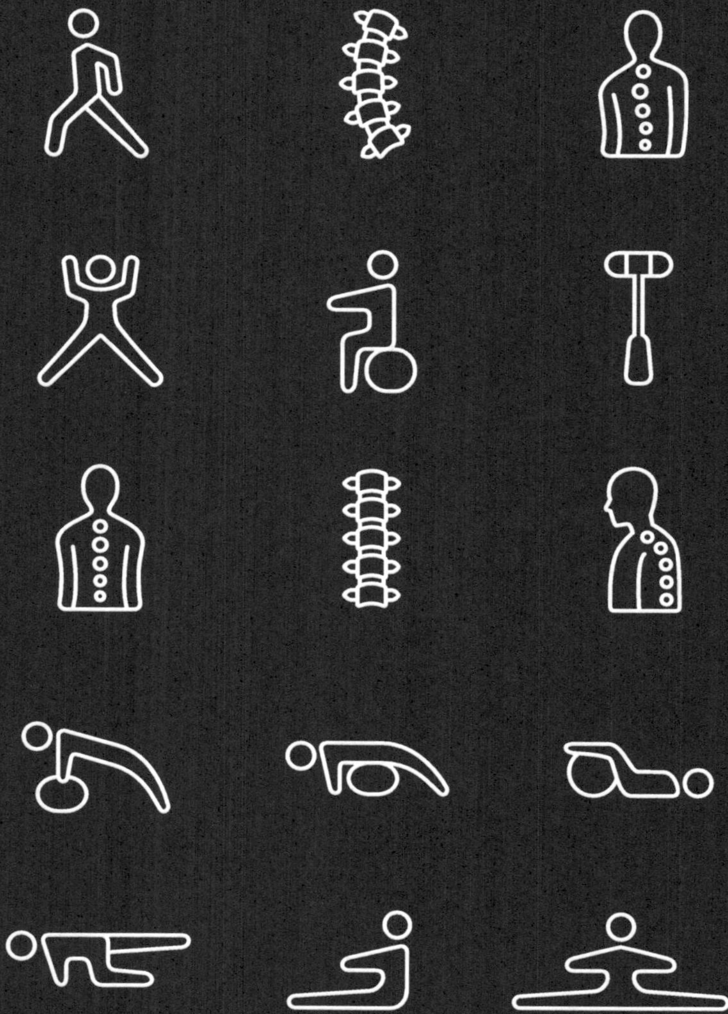

Capítulo 4

Patologias cardiopulmonares na pessoa idosa

Conteúdos do capítulo:

- Principais patologias cardiopulmonares das pessoas idosas.
- Conceitos de fisioterapia cardiorrespiratória.
- Técnicas e manobras da fisioterapia cardiorrespiratória.

Após o estudo deste capítulo, você será capaz de:

1. aplicar os conceitos relacionados à fisioterapia cardiorrespiratória em pessoas idosas;
2. reconhecer os mecanismos de ação, os fatores de risco e as manifestações clínicas das principais patologias que envolvem o sistema cardiovascular da população idosa;
3. determinar o diagnóstico, o adequado tratamento e a intervenção fisioterapêutica em casos de patologias do sistema cardiovascular em pessoas idosas.

4.1 Doença pulmonar obstrutiva crônica

Carvalho e Senger (2017) descrevem a doença pulmonar obstrutiva crônica (DPOC) como uma condição caracterizada por limitação progressiva ao fluxo de ar, com exacerbação de componentes inflamatórios e hiper-reatividade das vias respiratórias, conforme ilustrado na Figura 4.1. Trata-se de uma patologia crônica que cursa com redução expressiva na qualidade de vida e predispõe os indivíduos a infecções de repetição e a quadros de descompensação, sendo considerado um importante problema na saúde pública (Carvalho; Senger, 2017).

Figura 4.1 – Doença pulmonar obstrutiva crônica

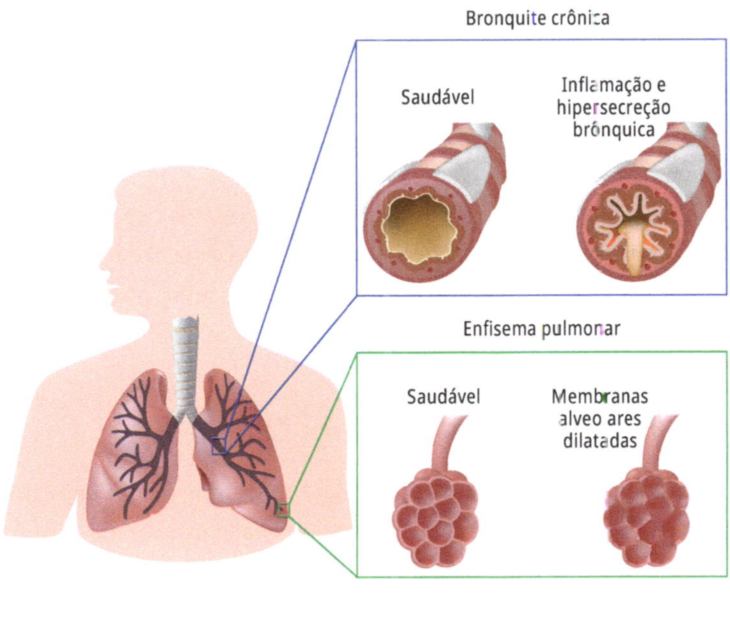

Alila Medical Media/Shutterstock

A DPOC pode se apresentar na forma de bronquite crônica e enfisema pulmonar. Nelas, são observadas alterações histopatológicas nas vias respiratórias, parênquima pulmonar e estruturas vasculares dos pulmões.

A fisiopatologia do enfisema pulmonar é determinada pela destruição das paredes alveolares e pela perda de componentes elásticos, levando à dilatação anormal dos espaços aéreos (Carvalho; Senger, 2017). Em virtude desse aumento, associado à redução da complacência pulmonar e ao recuo elástico das estruturas, a tendência é que ocorra o aprisionamento aéreo no interior dos alvéolos, provocando hiperinsuflação pulmonar e consequente repercussão na oxigenação sanguínea (Carvalho; Senger, 2017).

Já a bronquite é caracterizada por inflamação crônica das vias aéreas (mediadores inflamatórios – neutrófilos, linfócitos e fagócitos), aumento de glândulas produtoras de muco e células caliciformes. O diagnóstico clínico se confirma pela presença de tosse produtiva persistente por três meses em dois anos consecutivos, com exclusão de outras causas patológicas (Carvalho; Senger, 2017).

Em ambas as situações, ocorre hipertrofia das camadas da musculatura lisa do trato respiratório, vasoconstrição com hipoxemia crônica, aumento da resistência vascular pulmonar e hipertensão arterial pulmonar (Harkness et al., 2014).

4.1.1 Fatores de risco e diagnóstico

Segundo Celli, MacNee e ATS/ERS (2004), o principal fator de risco para o desenvolvimento da DPOC é o tabagismo, cujo tempo e intensidade de exposição à substância são proporcionais à gravidade da doença. Entre outros fatores de risco externos, citamos exposição ocupacional à poeira. à fumaça, a produtos químicos, história de pneumopatia grave na infância, deficiência de alfa-1-antitripsina e glutamina transferase, hiperresponsividade brônquica e desnutrição.

Na radiografia de tórax, segundo Carvalho e Senger (2017), é possível encontrar sinais de hiperinsuflação pulmonar, retificação do diafragma, aumento dos espaços intercostais, horizontalização dos arcos costais e verticalização cardíaca. A tomografia computadorizada é mais utilizada no rastreio de complicações secundárias à DPOC.

O padrão-ouro para diagnóstico é a espirometria, ou prova de função pulmonar, em que são analisados volumes e capacidades pulmonares, antes e após a administração de broncodilatadores, a fim de identificar a presença e a severidade da obstrução ao fluxo aéreo. Há valores de referência preditos e índices calculados para determinar a gravidade do quadro, bem como seu prognóstico e sua evolução (Carvalho; Senger, 2017).

4.1.2 Manifestações clínicas

Segundo Carvalho e Senger (2017), os indivíduos com DPOC apresentam sintomatologia respiratória, como dispneia e fadiga, de instalação insidiosa e gradual, tosse crônica, com expectoração e estertores sibilantes. Os sintomas costumam afetar diretamente a qualidade de vida desses pacientes, pois limitam e dificultam a execução de atividades básicas.

Determinadas posições podem aumentar o desconforto respiratório; por isso, é comum que os pacientes adotem posturas e comportamentos que facilitem a mecânica ventilatória, como a respiração frenolabial, cujo objetivo é expirar com os lábios cerrados, na tentativa de aumentar o ciclo expiratório (Carvalho; Senger, 2017).

Segundo Carvalho e Senger (2017), nesses indivíduos, é comum a presença de tempo expiratório aumentado e sibilos expiratórios (broncoespasmo). Em estágio mais avançado, podem ser evidenciadas deformidades de caixa torácica, visto que o diâmetro anteroposterior aumenta em razão do aprisionamento aéreo, caracterizando o tórax enfisematoso. Também é comum hipertrofia da musculatura acessória da respiração.

Em pacientes com hipoxemia mais severa, identificam-se a cianose de extremidades ou até mesmo central, bem como hipercapnia, ou seja, aumento dos níveis de gás carbônico arterial (Carvalho; Senger, 2017).

Quando há acometimento cardíaco secundário, pode ocorrer *cor pulmonale*, levando a ingurgitamento jugular, ascite e edema de membros inferiores (Carvalho; Senger, 2017).

4.1.3 Intervenção fisioterapêutica

Fisioterapeutas têm função primordial no atendimento ao paciente portador de DPOC. Em fases de agudização, descompensação ou complicação secundária da doença, o tratamento hospitalar consiste em exercícios respiratórios para amenizar quadros de dispneia, fadiga intensa e hipoxemia.

A oxigenoterapia está indicada em casos específicos, visto que esses pacientes apresentam valores-alvo de oximetria diferentes, entre 88 e 92%, em média.

Por se tratar de indivíduos hipersecretivos com presença de tosse produtiva crônica, é necessário aplicar técnicas desobstrutivas que facilitem a higiene brônquica. Entre os recursos e as manobras mais utilizadas, Lannefors, Button e McIlwaine

(2004) destacam o uso de vibração mecânica, dispositivos PEP (pressão expiratória positiva) e resistores lineares e alineares. Adicionalmente, podem ser utilizados os aparelhos Flutter®, Shaker® e Acapella®, osciladores orais de alta frequência (Orliaguet; Riou; Leguen, 2004).

Como esses indivíduos apresentam redução significativa de massa e força muscular, em âmbito ambulatorial ou em fase de manutenção, preconizam-se protocolos de reabilitação cardiopulmonar e fortalecimento muscular, principalmente, de musculatura respiratória e de membros inferiores, visando à independência funcional e à melhora da qualidade de vida.

4.2 Coronariopatia

As doenças cardiovasculares, como a coronariopatia, doença isquêmica cardíaca, são consideradas uma causa importante de mortalidade no mundo, e corresponderam a mais de 17 milhões de mortes no ano de 2017. O processo aterosclerótico, principal mecanismo fisiopatológico, está relacionado a rigidez arterial, aumento da pressão sistólica e da pressão de pulso, e associado à hipertrofia das paredes ventriculares (Santos et al., 2017).

Na síndrome coronariana aguda (infarto agudo do miocárdio) não se manifesta dor torácica típica em torno de 60% da população acima de 85 anos, de acordo com Mohallem e Gamarski (2017), que explicam que, nessa população, os sintomas podem ser dispneia, sudorese, náusea, vômito, síncope, dor no ombro e nas costas, fraqueza, fadiga e desconforto gástrico.

Na Figura 4.2, à direita, na imagem mais inferior, está ilustrado um vaso sanguíneo saudável, sem obstrução do fluxo; nas três imagens acima dela, está ilustrada a progressão da severidade de obstrução, nas quais se nota o aumento no diâmetro das placas de ateroma localizadas na parede do vaso, ocasionando, proporcionalmente, menor permeabilidade e lúmen do vaso. Portanto, quanto maior a placa aterosclerótica, maior a obstrução e menor o fluxo sanguíneo.

Figura 4.2 – Processo aterosclerótico

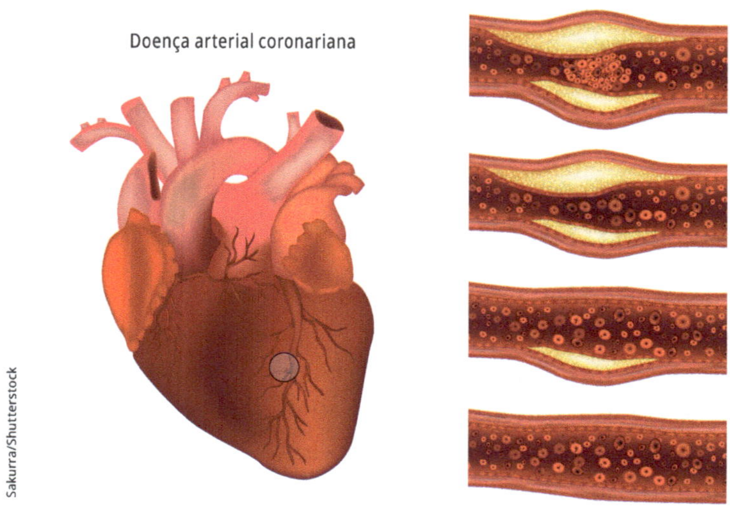

4.2.1 Fatores de risco e diagnóstico

De acordo com Mohallem e Gamarski (2017), tabagismo, hipertensão arterial sistêmica, obesidade e sedentarismo estão entre os principais fatores etiológicos.

O padrão-ouro para diagnóstico de lesões coronárias é a arteriografia coronária, que possibilita identificar isquemia e sua respectiva gravidade (Mohallem; Gamarski, 2017).

Outros testes podem ser feitos, como a cintilografia miocárdica e o teste de esforço, a fim de identificar a presença de componentes isquêmicos em resposta ao estresse químico e/ou físico.

4.2.2 Tratamento clínico e/ou prognóstico

Conforme Mohallem e Gamarski (2017), a angina estável pode ser atípica e silenciosa, com aumento da demanda de oxigênio em função de placas de ateroma que impedem um fluxo sanguíneo adequado para o miocárdio. O tratamento é, inicialmente, conservador: medicamentos antitrombóticos, incentivo à cessação do tabagismo e à prática regular de atividade física.

Mohallem e Gamarski (2017) acrescentam que a patologia pode ser classificada em: sem supradesnível do segmento ST ou com supradesnível do segmento ST, cuja interpretação depende dos achados na eletrocardiografia.

Na Figura 4.3, observam-se os principais traçados eletromiográficos ora descritos.

Figura 4.3 – Achados eletrocardiográficos

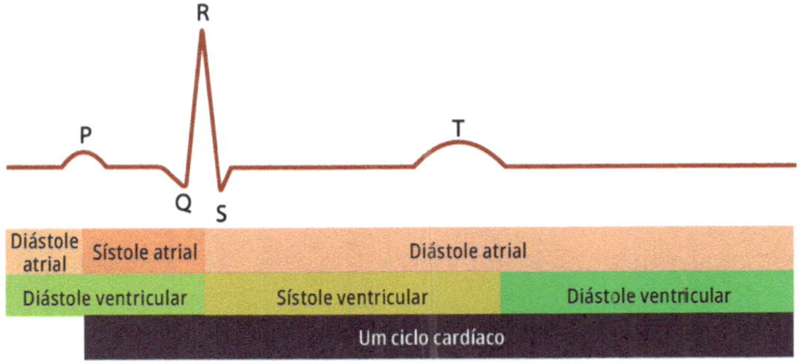

Di-Art/Shutterstock

O tratamento das coronariopatias pode ser conservador ou cirúrgico. Quando é indicada a intervenção cirúrgica, alguns pontos são analisados para optar entre angioplastia percutânea ou revascularização do miocárdio, como gravidade da lesão arterial, idade do indivíduo, histórico prévio de procedimento invasivo, comorbidades e risco cirúrgico.

4.2.3 Intervenção fisioterapêutica

Ao tratar de pacientes com angina estável, o fisioterapeuta deve fazer um constante monitoramento de sinais vitais, como a identificação de sintomas que contraindiquem a continuidade da atividade.

O exercício físico regular é recomendado para pessoas cardiopatas, todavia deve ser prescrito e supervisionado por um profissional capacitado, respeitando medidas de segurança.

Já no contexto do tratamento cirúrgico, o fisioterapeuta tem grande importância no pré-operatório, no pós-operatório imediato, com ênfase no manejo e no desmame da ventilação mecânica, e no período tardio, nas diferentes fases da reabilitação cardiopulmonar. Como principais objetivos, destacamos melhora ou preservação da massa e força muscular, fortalecimento de musculatura respiratória, higiene brônquica, melhora da aptidão cardiorrespiratória e treino de atividades com foco na independência funcional.

4.3 Insuficiência cardíaca congestiva

A insuficiência cardíaca congestiva (ICC) é uma síndrome caracterizada pela incapacidade de bombeamento efetivo pelo músculo cardíaco, acarretando déficit no suprimento metabólico para os sistemas corporais (Martire et al., 2023).

Segundo Batlouni, Freitas e Savioli Neto (2017), citando dados do DataSus, no Brasil, aproximadamente, 6,5 milhões de brasileiros são diagnosticados com insuficiência cardíaca, condição responsável por um grande número de internações hospitalares e óbitos, além de substancial redução da qualidade de vida e alto grau de incapacidade funcional. Essas demandas provocam expressiva repercussão no Sistema Único de Saúde (SUS), principalmente, se consideramos o aumento crescente da população idosa no Brasil e no mundo.

As principais manifestações dessa síndrome são: redução do débito cardíaco, elevação da pressão sanguínea e perfusão deficitária de músculos e órgãos (Batlouni; Freitas; Savioli Neto, 2017). A disfunção cardíaca progressiva leva as células a apoptose com remodelamento das estruturas celulares e das câmaras, causando hipertrofia e dilatação, com redução da função contrátil.

Os principais sintomas são dispneia, ortopneia, edema de membros inferiores, menor tolerância ao exercício físico, tosse seca e taquipneia, e, em idosos com idade superior a 80 anos, é comum a presença de sintomas atípicos, como confusão mental, declínio cognitivo, sonolência, delirium, fadiga e anorexia (Batlouni; Freitas; Savioli Neto, 2017).

4.3.1 Fatores de risco e diagnóstico

A insuficiência cardíaca está relacionada ao processo de envelhecimento, mas também pode se desenvolver ou piorar a partir de um quadro de infarto agudo do miocárdio ou doença arterial coronariana. Entre os principais fatores etiológicos, estão tabagismo, síndrome metabólica, hipertensão arterial, diabetes e obesidade (Martire et al., 2023).

Batlouni, Freitas e Savioli Neto (2017) citam a classificação funcional da insuficiência cardíaca, elaborada, em 1973, pela New York Heart Association, ainda considerada uma das principais maneiras de classificar as pessoas com essa síndrome (Quadro 4.1).

Quadro 4.1 – Classificação funcional da insuficiência cardíaca segundo a New York Heart Association

Classe I	Sem dificuldade para a realização das atividades físicas usuais, não havendo manifestação de dispneia, fadiga ou palpitação
Classe II	Discreta limitação para a realização das atividades físicas usuais. Paciente assintomático em repouso; em atividade física, manifestação de fadiga, dispneia e palpitações.
Classe III	Limitação significativa da atividade física, apesar de confortável em repouso. Sintomas de dispneia, fadiga e palpitações ao mínimo esforço
Classe IV	Sintomas presentes até em repouso e desconforto com qualquer atividade física

Fonte: Batlouni; Freitas; Savioli Neto, 2017, p. 1248-1249.

Como explicam Batlouni, Freitas e Savioli Neto (2017), o diagnóstico da insuficiência cardíaca se dá pela condição clínica do paciente e considera os critérios de Framingham: dispneia paroxística noturna, turgência jugular, estertores na ausculta pulmonar, edema agudo de pulmão, cardiomegalia, terceira bulha em galope, perda ponderal, edema de membros inferiores, tosse noturna, hepatomegalia, derrame pleural, redução da capacidade vital e taquicardia (igual ou maior do que 120 bpm).

Mesmo na ausência de sintomas clínicos, a fração de ejeção do ventrículo esquerdo inferior a 45% já confirma o diagnóstico de disfunção ventricular esquerda.

A Figura 4.4 ilustra o mecanismo fisiopatológico da ICC e seu impacto na estrutura cardíaca, pulmonar e em membros inferiores.

Figura 4.4 – Insuficiência cardíaca congestiva

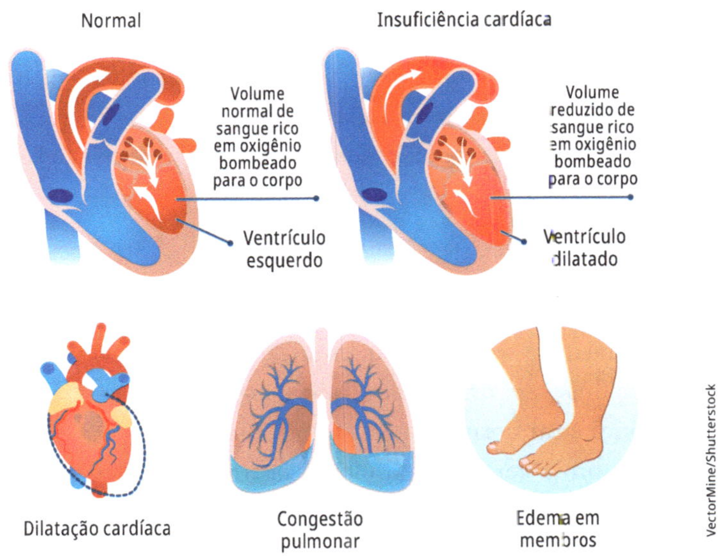

4.3.2 Tratamento clínico e/ou prognóstico

Conforme Batlouni, Freitas e Savioli Neto (2017), o tratamento clínico consiste em terapia medicamentosa, como inotrópicos, digitálicos e vasodilatadores, objetivando aumentar a força contrátil cardíaca e prevenir quadros de hipervolemia e complicações respiratórias associadas.

O tratamento farmacológico na insuficiência cardíaca visa reduzir taxas de mortalidade e de internação, melhorar a capacidade funcional e a qualidade de vida. Os principais medicamentos utilizados são inibidores da enzima conversora de angiotensina (IECA), bloqueadores do receptor de angiotensina (BRA), betabloqueadores e antagonistas da aldosterona (Feitosa-Filho et al., 2019).

A equipe multidisciplinar deve atuar de maneira consistente, uma vez que o paciente deve modificar seus hábitos e comportamentos de risco, como dieta inadequada, falta de atividade física, consumo de álcool e tabagismo (Batlouni; Freitas; Savioli Neto, 2017).

4.3.3 Intervenção fisioterapêutica

O tratamento do paciente com insuficiência cardíaca deve ser multidisciplinar, e o fisioterapeuta deve fazer avaliação musculoesquelética e cardiorrespiratória minuciosa.

De forma geral, os indivíduos portadores de insuficiência cardíaca são emagrecidos ou caquéticos, em virtude de pouca ou nenhuma atividade física. Exercícios de fortalecimento muscular (inclusive respiratórios) são essenciais, sendo associados a treinamento cardiorrespiratório para melhora da aptidão e do condicionamento físico.

Além do treinamento muscular respiratório, existem técnicas que podem ser aplicadas para melhora do quadro de dispneia e/ou hipoxemia, principalmente na vigência de congestão pulmonar ou até mesmo edema agudo de pulmão: oxigenoterapia, padrões e manobras pulmonares reexpansivas e ventilação não invasiva, como uso de aparelhos de pressão positiva contínua em vias aéreas (CPAP, do inglês *continuous positive airway pressure*), considerado padrão-ouro, de pressão positiva em dois níveis (BiPAP, *bilevel positive airway pressure*) ou de respiração por pressão positiva intermitente (RPPI).

O objetivo é otimizar a relação ventilação/perfusão e facilitar a reabsorção de líquido intersticial para reduzir dispneia e desconforto respiratório.

4.4 Pneumonia

A pneumonia é considerada uma das mais importantes causas de mortalidade no mundo e está associada a altas taxas de necessidade de internamento, exigindo elevados custos de medicamentos e diárias hospitalares, impactando expressivamente o financiamento da saúde pública (Wunderink; Waterer, 2014).

De acordo com Costa, Teixeira e Victoy (2017), a pneumonia é uma inflamação do parênquima pulmonar, e tanto a condição causada por micro-organismos quanto a de causa química desencadeiam sintomatologia semelhante: febre, taquipneia, tosse, desconforto respiratório e alterações radiológicas.

A partir da infecção, são liberados mediadores inflamatórios que causam sintomas locais e sistêmicos, como elevação da permeabilidade capilar, aumento da produção de secreção em vias aéreas, piora da troca gasosa e presença de infiltrado pulmonar – sintomas associados ao desconforto respiratório (Costa; Teixeira; Victoy, 2017).

A Figura 4.5 ilustra as principais características fisiopatológicas da doença.

Figura 4.5 – Pneumonia

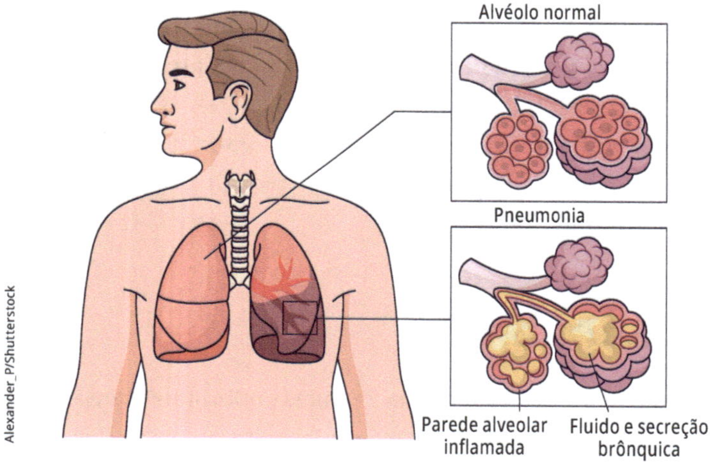

4.4.1 Fatores de risco e diagnóstico

A idade não é um fator isolado para a predisposição de infecção pulmonar. Os principais fatores de risco para pneumonia em pessoas idosas são disfagia, tabagismo, desnutrição e sarcopenia, DPOC, insuficiência cardíaca, disfunção renal e hepática, diabetes, neoplasia, doenças neurológicas, alcoolismo, imunossupressão (Costa; Teixeira; Victoy, 2017).

O diagnóstico é basicamente clínico, podendo ser confirmado e acompanhado de exames de imagem do tórax (Wunderink; Waterer, 2014).

Para se ter mais precisão na antibioticoterapia, pode ser feito estudo com lavado brônquico ou escarro pulmonar, a fim de detectar patógeno.

4.4.2 Tratamento clínico e/ou prognóstico

O tratamento médico é a terapia medicamentosa, principalmente antibioticoterapia e corticoides. A fisioterapia respiratória é essencial nesses casos, com ênfase no aumento ou na manutenção de volumes e capacidades pulmonares, aptidão cardiorrespiratória e higiene brônquica.

4.4.3 Intervenção fisioterapêutica

No ambiente hospitalar ou ambulatorial, de forma geral, o fisioterapeuta atuará na manutenção ou no ganho de volumes e de capacidades pulmonares, evitando áreas de colapso alveolar (atelectasia), higiene brônquica, indicação de oxigenoterapia e ventilação não invasiva, técnica mecânica de pressão expiratória positiva na via aérea (EPAP, do inglês *expiratory positive airway pressure*), além dos protocolos usuais de mobilização precoce segura.

4.5 **Covid-19**

Os primeiros casos do novo coronavírus 2019 (2019-nCoV) foram registrados na cidade de Wuhan, na província de Hubei, na China, com transmissibilidade elevada, alastrando-se rapidamente para outros continentes. Em março de 2020, já haviam sido confirmados 96 mil casos em 87 diferentes países (Chen et al., 2020).

Após a contaminação, o indivíduo pode ser assintomático ou desenvolver sintomas relacionados à insuficiência respiratória aguda e até mesmo disfunção orgânica múltipla. O quadro clínico mais comum envolve febre, tosse, dor de garganta, fadiga muscular, dor de cabeça, mialgia e dispneia (Wang et al., 2020).

Depois da alta hospitalar, os pacientes relatam sintomas incapacitantes, incluindo distúrbios emocionais, dispneia e elevada prevalência de fadiga muscular (72%), além de limitações funcionais para atividades básicas e elevado impacto negativo na qualidade de vida (Halpin et al., 2020).

A Figura 4.6 ilustra os mecanismos fisiopatológicos da síndrome da angústia respiratória aguda (Sara). Com o processo inflamatório causado pelo vírus, ocorrem diversas manifestações em nível micro e macroscópico no sistema respiratório, principalmente, aumento da permeabilidade da membrana alvéolo-capilar, o que facilita o acúmulo de líquido no interstício pulmonar. Essa congestão interfere diretamente na troca gasosa, desfavorecendo a oxigenação e causando disfunções orgânicas sistêmicas e toda a sintomatologia abordada no capítulo.

Figura 4.6 – Síndrome da angústia respiratória aguda

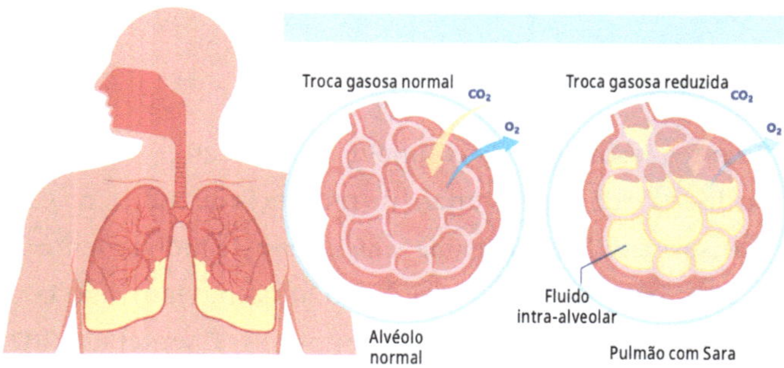

Pepermpron/Shutterstock

O processo fisiopatológico da doença se dá a partir da ligação entre o vírus e as células por meio da enzima conversora da angiotensina II (ECA2).

Os principais danos ocorrem no tecido pulmonar, mas diversos órgãos são afetados. Ao se ligar à célula, o vírus é replicado pelos ribossomos hospedeiros, desencadeando elevação da atividade inflamatória com liberação de mediadores inflamatórios, aumento da permeabilidade capilar (favorecendo infiltrado intersticial – Sara) e aumento de substâncias pró-trombóticas, favorecendo microtrombose e oclusão vascular de vários órgãos (Silva et al., 2021).

4.5.1 Fatores de risco

A doença caracteriza-se por uma condição severa de pneumonia, ainda de etiologia desconhecida. Todavia, em uma revisão sistemática, Parohan et al. (2020) evidenciaram que o maior risco de mortalidade por Covid-19 está associado a idade superior a 65 anos, sexo masculino, hipertensão arterial, doença cardiovascular, diabetes, DPOC e câncer.

4.5.2 Intervenção fisioterapêutica

A fisioterapia pode atuar na fase aguda da doença, ou seja, em ambiente intra-hospitalar, desde a emergência até enfermaria e terapia intensiva. O manejo inicial consiste na avaliação cardiorrespiratória, a fim de reduzir esforço respiratório, corrigir quadros de hipoxemia e manter vias aéreas permeáveis. Para isso, o fisioterapeuta deve empregar técnicas manuais, indicação de oxigenoterapia, orientação de posicionamento, utilização de pressão positiva (ventilação não invasiva) até manobras em ventilação mecânica (por exemplo, titulação de *peep* e recrutamento alveolar).

Em quadros crônicos, ou seja, na denominada *síndrome pós-covid-19*, a estratégia principal preconiza o condicionamento e a reabilitação cardiopulmonar, bem como fortalecimento muscular global, principalmente, com pacientes que ficaram hospitalizados durante período prolongado, considerando a elevada prevalência de polineuropatia periférica e miopatia do doente crítico.

Como mencionamos, o estudo aprofundado das doenças cardiopulmonares na pessoa idosa é essencial, visto que patologias crônicas não transmissíveis são altamente prevalentes na população geriátrica, constituindo importante causa de incapacidade, morbidade e mortalidade intra- e extra-hospitalar.

Com uma avaliação estruturada e bem direcionada, o fisioterapeuta é capaz de elaborar um plano de tratamento que reduza complicações e proporcione qualidade de vida ao indivíduo.

Para saber mais

JUSTINIANO, A. N. **Interpretação de exames laboratoriais para o fisioterapeuta**. Rio de Janeiro: Editora Rubio, 2012.

Esse livro é muito interessante e de grande utilidade, pois oferece abordagens de interpretação de exames laboratoriais sob o ponto de vista fisioterapêutico. Atualmente, é sabido que o fisioterapeuta tem autonomia e respaldo ético e legal para solicitação de exames laboratoriais e de imagem; portanto, leituras como essa são importantes para seu conhecimento.

ROMANINI, W. et al. The Effects of Intermittent Positive Pressure and Incentive Spirometry in the Post Operative of Myocardial Revascularization. **Arquivo Brasileiro de Cardiologia**, v. 89, n. 2, 2007. Disponível em: <https://www.scielo.br/j/abc/a/fqk4y6nW9h8LYBhyWdxg9TS/?format=pdf&lang=pt>. Acesso em: 24 fev. 2025.

Nesse artigo, discute-se um tema muito relevante no pós-operatório de cirurgia cardíaca: aplicação de ventilação não invasiva (VNI) na modalidade respiração por pressão positiva intermitente (RPPI) em pacientes submetidos a revascularização do miocárdio. Uma das autoras do manuscrito desenvolveu o recurso reanimador de Muller, o qual se mostra eficaz na reversão de hipoxemia pelo maior recrutamento de unidades alveolares.

Síntese

Explicitamos, neste capítulo, que pessoas idosas são mais suscetíveis a condições cardiorrespiratórias, uma vez que o processo aterosclerótico e as alterações morfofuncionais do sistema cardiopulmonar são inerentes ao processo de envelhecimento.

Comentamos que, entre as principais patologias que acometem essa população, estão aterosclerose, doença arterial coronariana, ICC, pneumonia e DPOC.

Por fim, salientamos que o fisioterapeuta deve otimizar ou preservar volumes e capacidades pulmonares, fortalecer musculatura debilitada, favorecer a troca gasosa, promover aptidão cardiorrespiratória e incentivar a realização de atividades diárias.

Questões para revisão

1. (EBSERH – Fisioterapeuta-Terapia Intensiva – HUPEST-UFSC) 2016) Assinale a alternativa **incorreta**. A sobrevida de pacientes criticamente enfermos tem aumentado em consequência da evolução tecnológica, científica e da interação multidisciplinar. No entanto, a incidência de complicações decorrentes dos efeitos deletérios da imobilidade na Unidade de Terapia Intensiva (UTI), contribui para:
   a) declínio funcional
   b) aumento dos custos assistenciais
   c) ascensão funcional
   d) redução da qualidade de vida
   e) sobrevida pós-alta

2. Assinale a alternativa que indica um sintoma que **não** está associado à insuficiência cardíaca congestiva (ICC):
   a) Dispneia
   b) Tosse seca
   c) Infecção respiratória
   d) Edema pulmonar
   e) Edema em membros inferiores

3. (Prefeitura de Campo Magro/ PR – Fisioterapeuta, 2024) Paciente de 60 anos, hipertenso e tabagista há 40 anos, apresenta dispneia aos pequenos esforços e ortopneia há 2 meses. Durante exame físico, foi auscultado sopro sistólico no foco mitral. O eletrocardiograma (ECG) mostra ritmo sinusal e sobrecarga ventricular esquerda. O ecocardiograma revela disfunção sistólica do ventrículo esquerdo e regurgitação mitral moderada.

Do ponto de vista evolutivo, o fato apresentado é um caso de:

a) infarto agudo do miocárdio.
b) insuficiência cardíaca congestiva (ICC).
c) doença pulmonar obstrutiva crônica (DPOC).
d) embolia pulmonar.
e) Pneumonia.

4. Considere um paciente idoso, 80 anos, sexo masculino, ex-tabagista e com diagnóstico clínico de DPOC exacerbada. Ele é admitido no pronto atendimento com sinais de esforço respiratório, dispneia, cianose, saturação periférica de oxigênio 78%, FC 120 bpm, FR 30 ipm. A equipe irá encaminhá-lo à UTI; mas, até o internamento, qual é a função do fisioterapeuta nesse caso? Como deve ser conduzido o manejo e com quais objetivos?

5. Quais são as principais causas que tornam a população idosa mais suscetível à pneumonia? Nesses casos, a ausculta pulmonar é normal? Como se apresenta o murmúrio vesicular, e é comum a presença de estertores ou ruídos adventícios? Deve-se utilizar manobras e técnicas que visem à desobstrução, reexpansão e/ou desinsuflação pulmonar?

Questão para reflexão

1. Quando consideradas a maioria das doenças cardiovasculares e sua elevada prevalência na população idosa, os fisioterapeutas devem se preocupar e focar apenas no tratamento e na reabilitação desses indivíduos? Observa-se que a etiologia ou os fatores de risco para o desenvolvimento dessas condições patológicas não dependem apenas de herança genética ou

mecanismos biológicos aleatórios. Existem diversos fatores de risco modificáveis que influenciam demasiadamente no desfecho clínico desses pacientes. O profissional fisioterapeuta, em parceria com a equipe multidisciplinar, precisa atuar na atenção primária, ou seja, na profilaxia desses eventos. Essas medidas podem impactar substancialmente no prognóstico clínico e funcional, bem como na qualidade de vida. Como fazer isso efetivamente?

Capítulo 5

Patologias neurológicas na pessoa idosa

Conteúdos do capítulo:

- Principais patologias neurológicas da pessoa idosa.
- Conceitos de fisioterapia neurológica.
- Técnicas e manobras da fisioterapia neurológica.

Após o estudo deste capítulo, você será capaz de:

1. aplicar conceitos de fisioterapia relacionados às principais patologias do sistema nervoso que acometem pessoas idosas;
2. reconhecer os mecanismos de ação, os fatores de risco e as manifestações clínicas dessas patologias;
3. determinar o diagnóstico, o tratamento adequado e a intervenção fisioterapêutica nos casos de pessoas idosas com patologias do sistema nervoso.

5.1 Acidente vascular encefálico

As doenças cerebrovasculares são consideradas um grande problema na saúde pública (Mukherjee; Patil, 2011). No Brasil, correspondem a 34,3% de mortalidade intra-hospitalar.

Segundo Py (2017), o acidente vascular encefálico (AVE) é mais prevalente entre pessoas idosas com baixo nível de escolaridade e moradoras da região urbana.

O AVE é ocasionado pela interrupção repentina do fluxo sanguíneo cerebral. O tipo isquêmico é o mais comum, sendo responsável por, aproximadamente, 80% dos casos das doenças cerebrovasculares. A condição ocorre a partir da obstrução de um vaso por um coágulo, trombo, embolia ou outras disfunções caracterizadas por baixa perfusão sanguínea. Com a falta de oxigênio e de glicose, o resultado é lesão e necrose tecidual (O'Sullivan, 2010).

Py (2017) acrescenta que o principal mecanismo fisiopatológico envolvido no desenvolvimento de doenças cerebrovasculares é o processo aterosclerótico, abordado no capítulo anterior e ilustrado na Figura 5.1, caracterizado por depósito de lipídios, fibrina, carboidratos e acúmulo de cálcio nas paredes dos vasos.

Figura 5.1 – Acidente vascular encefálico isquêmico

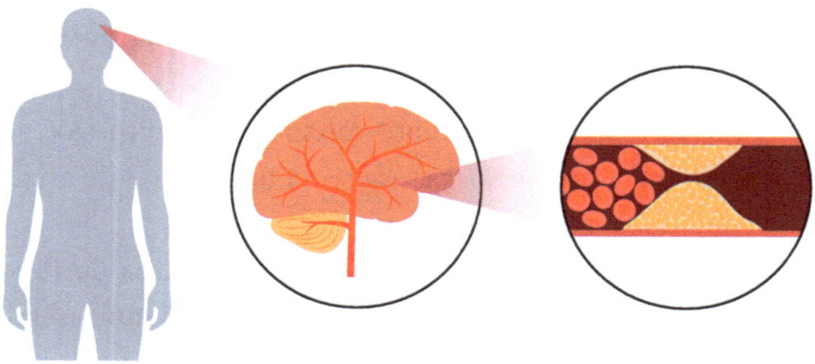
Pikovit/Shutterstock

Já o acidente vascular encefálico hemorrágico tem seu mecanismo desencadeado por ruptura vascular e hemorragia cerebral. Entre os principais fatores etiológicos, estão hipertensão arterial, aneurisma cerebral roto, malformação arteriovenosa, neoplasias e coagulopatias (Py, 2017).

Essa tipologia de acidente vascular corresponde a, aproximadamente, 20% dos casos, proporção que pode ser superior em locais cujo controle da hipertensão arterial é inadequado (Py, 2017). O processo hemorrágico costuma se instalar em regiões de núcleos de base, tálamo, ponte, cerebelo e lobos cerebrais.

Figura 5.2 – Fisiopatologia do acidente vascular encefálico

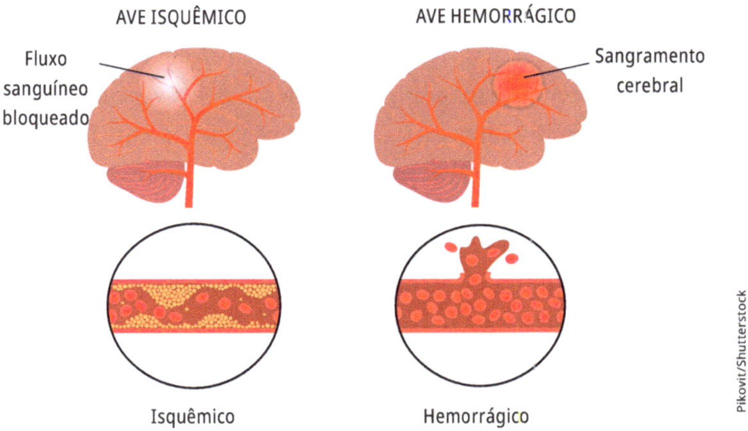

As doenças cerebrovasculares são caracterizadas por uma instalação súbita, de minutos a horas, com presença de sinais neurológicos focais e manifestações clínicas, como cefaleia, vômito, alteração do nível de consciência, perda de força muscular, desvio de rima e disartria. De modo geral, a sintomatologia apresentada depende da área/artéria acometida (Py, 2017).

O ataque isquêmico transitório (AIT) é caracterizado pela interrupção temporária do fluxo sanguíneo cerebral e cursa com déficits neurológicos focais por minutos ou horas, podendo estender-se até, no máximo, 24 horas. Após o evento, "não há evidência de dano cerebral residual nem de disfunção neurológica permanente" (O'Sullivan, 2010, p. 767). A ocorrência de um AIT pode ser compreendida como uma predisposição a futuros infartos cerebrais ou do miocárdio.

5.1.1 Fatores de risco e diagnóstico

De acordo com Py (2017), entre os fatores de risco não modificáveis, a idade é o mais relevante, seguida pelo sexo: os homens estão mais predispostos a sofrer um evento neurovascular, até os 80 anos. Após essa faixa etária, a proporção é levemente invertida.

O processo de envelhecimento está intimamente relacionado às doenças cerebrovasculares em razão de algumas alterações: estenose arterial de carótidas, maior prevalência de arritmias cardíacas e atividade ineficiente dos barorreceptores (Py, 2017).

Inicialmente, o diagnóstico é clínico; entretanto, para iniciar o tratamento, exames de imagem, geralmente, tomografia computadorizada ou ressonância magnética, confirmam com maior precisão a natureza e o tipo do evento (hemorrágico ou isquêmico), bem como sua área e extensão dos danos.

5.1.2 Tratamento clínico e/ou prognóstico

O tratamento é conduzido com base na coleta de informações e exames complementares: trombolíticos, anticoagulantes, antiagregantes plaquetários e neuroprotetores; intervenção cirúrgica – trombectomia mecânica, craniectomia descompressiva, drenagem etc. (Py, 2017).

A gravidade e o prognóstico do evento cerebrovascular dependem de alguns fatores, como: "(1) a localização do processo isquêmico; (2) o tamanho da área isquêmica; (3) a natureza e as funções das estruturas envolvidas; e (4) a disponibilidade de um fluxo colateral" (O'Sullivan, 2010, p. 767).

5.1.3 Intervenção fisioterapêutica

As sequelas do AVE são diversas, causando importantes repercussões funcionais, com impacto direto na capacidade de realização de atividades rotineiras (Antonio et al., 2021). Entre elas, destaca-se a alteração do padrão de marcha, coordenação e equilíbrio, bem como fraqueza muscular ou paralisia, comprometendo os movimentos corporais e a independência do indivíduo (Camargo, 2019).

Considerando essas disfunções, a fisioterapia se utiliza de técnicas cinesioterapêuticas, como exercícios passivos, ativos, ativo-assistidos e ativo-resistidos para sistemas apendicular e axial; treino funcional de marcha e equilíbrio, tomada de peso corporal e atividades de dupla tarefa, para recuperar, inclusive, a cognição.

Cabe ressaltar que a reabilitação, quanto mais precocemente for iniciada, possibilita um prognóstico cinético-funcional mais favorável (Santos; Teixeira; Coelho, 2018; Sofiatti et al., 2021; Freitas; Amorim; Santos, 2021).

Adicionalmente, a intervenção fisioterapêutica resulta em benefícios notáveis em aspectos psicológicos, cognitivos, funções executivas e, consequentemente, na qualidade de vida (Martins et al., 2022).

5.2 **Doença de Parkinson**

A denominação *parkinsonismo* abrange um conjunto de patologias com diferentes causa, mas que compartilham sintomas da doença de Parkinson.

Complexa e de caráter progressivo, com intenso comprometimento funcional e social, a doença de Parkinson é caracterizada por tremor ao repouso, bradicinesia, marcha festinante, alterações de tônus muscular e declínio cognitivo. Já o parkinsonismo se manifesta pela bradicinesia (movimentos lentos) associada a mais um critério: tremor, rigidez ou instabilidade postural (Pinheiro; Barbosa, 2017).

Na Figura 5.3, destacamos as causas, os sintomas, os fatores de risco e as complicaçõ e da doença de Parkinson.

Figura 5.3 – Doença de Parkinson

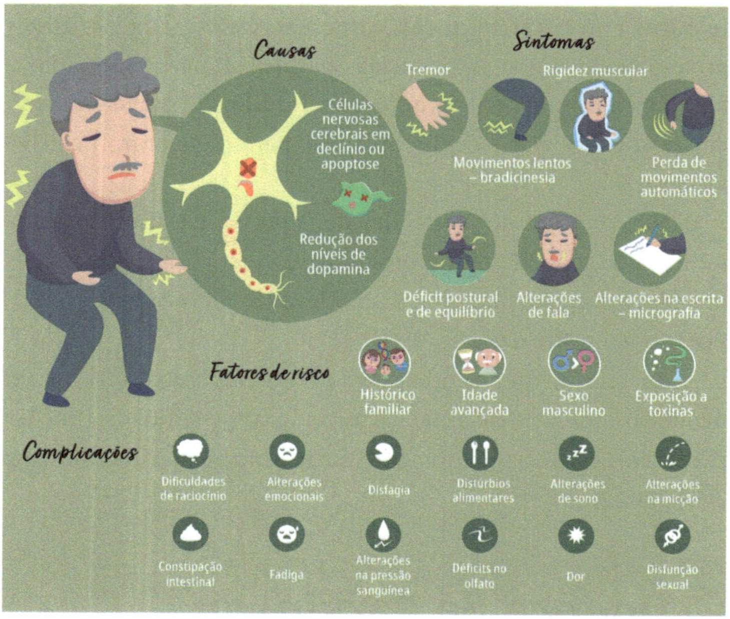

nekoztudio/Shutterstock

A doença de Parkinson é descrita como uma doença extrapiramidal que cursa com movimentos anormais hipocinéticos ou hipercinéticos, em que as principais estruturas acometidas são os núcleos da base – estriado (núcleo caudado e putâmen), globo pálido, núcleo subtalâmico e substância nigra (Pinheiro; Barbosa, 2017).

Um dos mecanismos fisiopatológicos mais aceitos é a morte dos neurônios dopaminérgicos, mas a ciência tem buscado mais explicações etiológicas "em fatores genéticos, toxinas ambientais, estresse oxidativo e anormalidades mitocondriais" (Pinheiro; Barbosa, 2017, p. 876).

5.2.1 Fatores de risco e diagnóstico

Barbosa et al. (2006) afirmam que a etiologia da doença de Parkinson ainda é desconhecida e sua prevalência é proporcional ao avanço da idade, com leve predominância no gênero masculino, e menos observada nas raças negra e asiática.

O diagnóstico é complexo e depende da exclusão de diversas outras patologias que apresentam sintomatologia parecida. Barbosa et al. (2006) consideram que a clínica é soberana e avalia as características mais relevantes do quadro, e os exames de imagem são úteis para afastar a possibilidade de outras condições.

A bradicinesia é a característica mais marcante da doença: movimento lentificado e/ou dificuldade para iniciá-lo. Além disso, observa-se face inexpressiva ("em máscara"), fala hipofônica, micrografia, redução ou ausência de balanço dos braços na marcha, sialorreia e dependência funcional nas atividades básicas. A rigidez é caracterizada pela alteração do tônus muscular, o qual se apresenta com hipertonia plástica, conferindo resistência ao movimento passivo, fragmentando-o, como uma roda denteada (Pinheiro; Barbosa, 2017).

Pinheiro e Barbosa (2017) ressaltam que o tremor ao repouso pode ocorrer de forma assimétrica, o qual se intensifica em momentos de estresse e cessa durante o sono. A instabilidade postural cursa com alteração de reflexos, dificuldade na manutenção do ortostatismo e deambulação, com expressivo aumento no risco de quedas. A marcha ocorre em bloco, com pouca dissociação de cinturas e pouca ou nenhuma movimentação de membros superiores. A festinação é a marcha com passos rápidos e de pequena amplitude.

A doença de Parkinson é essencialmente marcada por declínio físico e funcional; entretanto, há alta prevalência de transtornos de humor, depressão e déficit cognitivo, principalmente em quadros mais avançados (Reijnders et al., 2008). Podem ocorrer também algumas disfunções autonômicas: dor, hipotermia, seborreia, constipação intestinal, hipotensão ortostática, incontinência urinária e disfunção erétil (Hely et al., 2008).

5.2.2 Tratamento clínico e/ou prognóstico

Pinheiro e Barbosa (2017) esclarecem que o tratamento é basicamente mediado por levodopa, um precursor dopaminérgico, além de terapêutica que vise manter a independência funcional e mitigar os efeitos dessa doença neurodegenerativa e progressiva.

Escalas de funcionalidade, como as abordadas no Capítulo 2, devem ser utilizadas para mapear o grau de incapacidade, estabelecer metas terapêuticas e avaliar o progresso da doença.

5.2.3 Intervenção fisioterapêutica

A fisioterapia neurofuncional atua, através do treinamento locomotor, na melhora do padrão da marcha e na independência funcional dos pacientes com doença de Parkinson.

Segundo Santos e Ferro (2022), são primordiais ainda exercícios motores com e sem estímulos externos, treinamento de atividades básicas, técnicas de relaxamento e exercícios respiratórios.

Segundo Nieuwboer et al. (2001), o tratamento fisioterapêutico, por meio de estímulos visuais, auditivos e somatossensoriais, facilita os movimentos, o início e a continuação das fases da marcha, o aumento do tamanho dos passos e a diminuição da frequência e intensidade de congelamentos (*freezing*).

Embora a doença de Parkinson seja crônica e degenerativa, a fisioterapia é fundamental para otimização da qualidade de vida e da independência funcional dos pacientes, do retardo da progressão da patologia e da prevenção de complicações secundárias associadas à doença de base.

5.3 Doença de Alzheimer

Segundo Tonholi e Oltramari (2017), o Alzheimer é uma doença neurodegenerativa que acomete, especificamente, o sistema nervoso central e é o tipo de demência mais prevalente na população geriátrica. No Brasil, mais de 54% das pessoas idosas com quadro demencial apresentam diagnóstico de Alzheimer (Kamada et al., 2018).

A pessoa com Alzheimer apresenta déficit cognitivo, dificuldades para executar atividades básicas e comprometimento comportamental. A doença é progressiva e gradual, se estendendo em um período de 8 a 12 anos, aproximadamente, como explica Machado (2017). Considerada uma das principais causas de óbito em diversos países, inclusive de alta renda, ela é responsável por elevados custos e enorme impacto financeiro na saúde pública, segundo o autor.

Machado (2017) acrescenta que exames radiológicos, como ilustrado na Figura 5.4, mostram perda neuronal acentuada, degeneração de sinapses cerebrais, placas senis e emaranhados neurofibrilares.

Figura 5.4 – Doença de Alzheimer

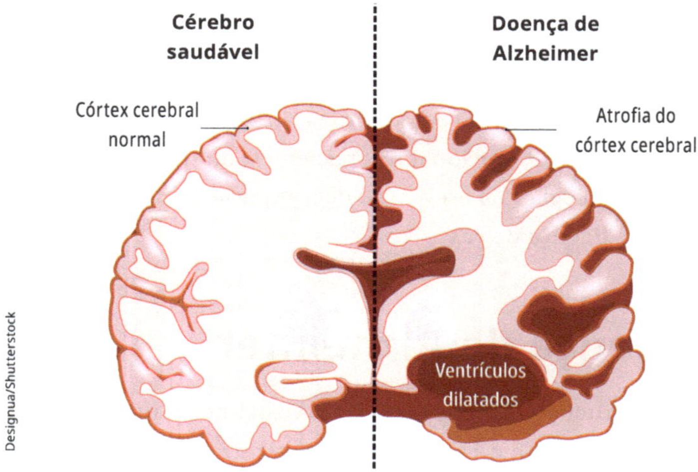

As áreas cerebrais mais afetadas por essas disfunções são as estruturas límbicas mediotemporais (especialmente hipocampo e córtex entorrinal), regiões temporais posteroinferiores adjacentes aos lobos parietoccipitais e giro posterior do cíngulo.

5.3.1 Fatores de risco e diagnóstico

As principais causas e fatores de risco para a doença de Alzheimer são: baixo nível de educação, déficits auditivo e visual, obesidade, ingestão excessiva de álcool, hipercolesterolemia, hipertensão arterial sistêmica, diabetes, tabagismo, sedentarismo, poluição do ar, isolamento social, depressão e trauma craniano (Livingston et al., 2024).

De acordo com Machado (2017), o diagnóstico se faz pela clínica, quando percebida a piora importante do desempenho cognitivo e alterações psicossociais, que pode ser complementado com imagens.

Muitas vezes, a demência é erroneamente atribuída ao processo de envelhecimento e, assim, subdiagnosticada. Entretanto, na senescência, é esperada uma deterioração cognitiva leve, sem grandes incapacidades. A prevalência da doença de Alzheimer é proporcional ao avanço da idade, e, a partir de 60 anos, o risco é duplicado a cada cinco anos (Machado, 2017).

5.3.2 Evolução da doença e prognóstico

Entre os principais sintomas, destacamos perda progressiva da memória recente, distúrbios comportamentais, agressividade, quadro depressivo e alucinações (Sereniki et al., 2008).

À medida que a patologia evolui, o indivíduo pode ter comprometimento de fala, na execução de tarefas simples, na coordenação motora, além de apresentar distúrbios de sono e agitação psicomotora (Caetano; Silva; Silveira, 2017).

5.3.3 Intervenção fisioterapêutica

A doença de Alzheimer, inicialmente, não compromete a função física e a motora dos indivíduos, conforme já explanado. Contudo, com a evolução da doença, o declínio motor é observado, principalmente, em casos avançados e terminais, em que o paciente se encontra acamado ou restrito ao leito por longos períodos.

A fisioterapia deve buscar a melhora do posicionamento funcional, a manutenção ou o ganho de amplitude de movimento, a força muscular, bem como prevenir edema e outros distúrbios circulatórios, preservar volumes e capacidades pulmonares e manter atividades com máxima independência funcional.

E exercícios de dupla tarefa são amplamente utilizados em quadros de Alzheimer e demais demências, visando à melhora do desempenho musculoesquelético e cognitivo.

5.4 Traumatismo cranioencefálico

Em razão das alterações de equilíbrio, marcha e alta predisposição a quedas, é incontornável tratar do traumatismo cranioencefálico (TCE) e da lesão medular traumática (próximo tema), condições que podem ser ocasionadas por complicações de queda de mesmo nível e acidentes domésticos e automobilísticos.

A lesão é consequência de ações de forças externas ao encéfalo, como aceleração, desaceleração e rotação do tecido cerebral. No caso de um acidente ou queda, o encéfalo pode ser tensionado, comprimido ou sofrer rupturas, provocando importantes sequelas ao indivíduo (Fulk, 2010).

Segundo Fulk (2010), como resultado de um traumatismo, que pode ser uma lesão focal ou difusa, pode ocorrer hematoma, edema, contusão ou laceração do tecido, sendo.

A lesão focal pode causar a "lesão de contragolpe", principalmente nos lobos temporais e pré-frontais, como explica Fulk (2010). Já a lesão axonal difusa é caracterizada por corte e retração axonal, associando-se a um pior desfecho clínico com pior prognóstico cinético-funcional.

A Figura 5.5 ilustra os principais sinais e sintomas associados a uma lesão cerebral traumática, bem como os principais mecanismos de trauma envolvidos.

Figura 5.5 – Traumatismo cranioencefálico

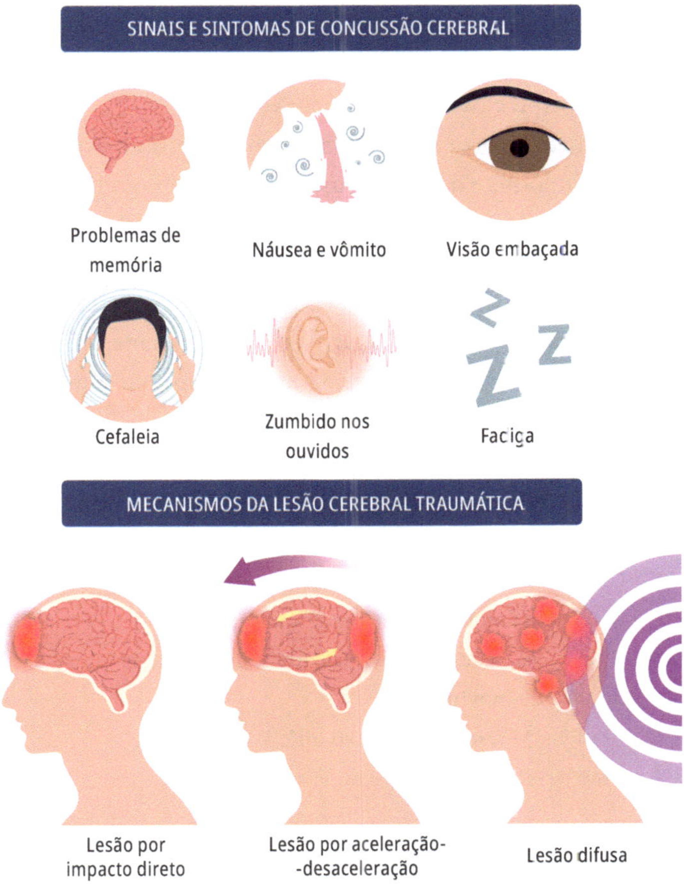

Pepermpron/Shutterstock

5.4.1 Fatores de risco e diagnóstico

Embora a maior prevalência de traumatismo cranioencefálico seja reportada em jovens, as pessoas idosas também devem ser consideradas, pois podem sofrê-lo em virtude de uma queda, com prejuízos cognitivos, comportamentais e físicos (Fulk, 2010).

O traumatismo cranioencefálico é diagnosticado com base na história clínica acompanhada de exames de imagem que objetivam identificar a extensão e a localização do dano.

A disfunção ocorre no sistema nervoso central e evolui com alterações do tônus e da força muscular, bem como reflexos miotendinosos e superficiais. Podem ser observadas disfunções neuromusculoesqueléticas, cognitivas, sensoriais, comportamentais e autonômicas.

Para avaliação do tônus muscular, é amplamente utilizada a escala de Ashworth modificada, já descrita no Capítulo 2, conforme Bohannon e Smith (1987):

a. Grau 0 – Sem aumento do tônus muscular.
b. Grau 1 – Discreto aumento do tônus, com mínima resistência ao final da amplitude de movimento.
c. Grau 1+ – Discreto aumento do tônus, com mínima resistência em menos da metade do movimento.
d. Grau 2 – Marcante aumento do tônus durante a maior parte do arco de movimento.
e. Grau 3 – Movimento passivo difícil.
f. Grau 4 – Rigidez à flexão ou extensão.

5.4.2 Escala de coma de Glasgow e prognóstico

Profissionais da saúde mantêm o hábito, em pacientes sem sedação, de utilizar a classificação da escala de coma de Glasgow (escore 3 a 15), a qual foi inicialmente desenvolvida para pacientes com traumatismo cranioencefálico.

Essa ferramenta, já apresentada no Capítulo 2, permite verificar a gravidade e a evolução do quadro clínico quanto ao nível de consciência: valores de 15 a 13 indicam um trauma leve; de 12 a 9, um trauma moderado; e abaixo de 8, um trauma severo, em que já existe a indicação de intubação orotraqueal para proteção de vias aéreas. Em alguns casos de escore 3, cabe a abertura de protocolo de morte encefálica.

5.4.3 Intervenção fisioterapêutica

As sequelas de um traumatismo cranioencefálico são diversas e dependem do mecanismo de trauma, intensidade, gravidade (escala de coma de Glasgow), localização, idade, neuroplasticidade etc.

A fisioterapia, de forma geral, objetiva a melhora da postura corporal, treino de marcha com e sem dispositivos auxiliares, ganho de força muscular e equilíbrio, amplitude de movimento articular, tônus muscular organizado, estímulo cognitivo, treino de atividades diárias, prevenção de complicações, entre outros (Martini; Hayden; Zafino, 2021).

A fisioterapia atua, no traumatismo cranioencefálico, desde o ambiente hospitalar, onde o paciente encontra-se crítico em unidade de terapia intensiva, até seu atendimento ambulatorial. Pacientes graves e hospitalizados costumam estar sedados e sob ventilação mecânica, quando a neuroproteção é essencial e visa reduzir o edema e as complicações secundárias ao trauma.

O manejo ventilatório deve ser conduzido de forma precisa, pois esses pacientes necessitam ser monitorizados e estabilizados quanto a níveis de pressão intracraniana, nível de consciência, e submetidos à *neurocheck* continuamente, evitando piora ou irreversibilidade do quadro. Portanto, a mobilização precoce em pacientes agudos deve ser feita de forma cautelosa.

5.5 Lesão medular

De acordo com Fulk, Schmitz e Behrman (2010), a lesão medular é uma condição incapacitante, com elevados custos e impacto substancial na qualidade de vida do indivíduo.

Etiologicamente, podem ser classificadas em: traumáticas, as mais comuns, resultado de acidente automobilístico ou quedas; e não traumáticas, que acometem pessoas com disfunções vasculares, subluxações vertebrais secundárias, infecções, neoplasias de canal medular e patologias neurológicas como esclerose múltipla ou esclerose lateral amiotrófica (Fulk; Schmitz; Behrman, 2010).

A Figura 5.6 ilustra um dos possíveis mecanismos de lesão medular traumática, em que ocorre a fratura de um dos corpos vertebrais e o acometimento medular adjacente.

Figura 5.6 – Lesão medular

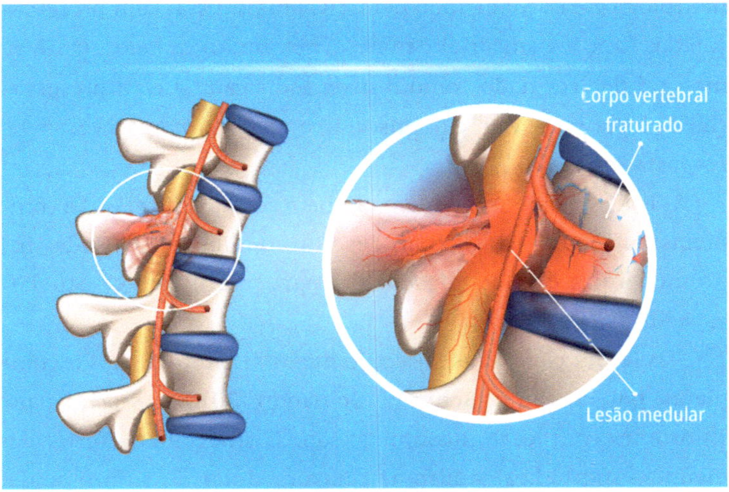

TeraVector/Shutterstock

5.5.1 Classificação das lesões

Topograficamente, de acordo com Fulk, Schmitz e Behrman (2010), essas lesões são divididas em paraplegia ou tetraplegia. A paraplegia ocorre por lesão de coluna torácica, lombar ou de cauda equina e acarreta paralisia do tronco (parcial ou total) e de ambos os membros inferiores.

Já a tetraplegia ocorre em níveis mais altos, como coluna cervical, e resulta em paralisia dos quatro membros e do tronco, muitas vezes, com acometimento de musculatura respiratória (Fulk; Schmitz; Behrman, 2010).

A lesão medular pode ter seus níveis neurológico, motor e sensorial determinados pela escala Asia (American Spinal Injury Association), cuja classificação é padronizada e utilizada para estabelecer prognóstico da doença.

De acordo com Fulk, Schmitz e Behrman (2010), o nível neurológico é caracterizado pelo nível mais distal com preservação das funções sensorial e motora, em ambos os lados. O nível motor é determinado como o nível mais caudal com preservação da força muscular, e o sensorial, o nível com preservação de resposta sensorial.

As lesões medulares podem também ser classificadas em completas ou incompletas, como descrito na Figura 5.7. Cada síndrome clínica é caracterizada com particularidades e sequelas específicas.

Nas lesões completas, a secção medular é total e, nas incompletas, parcial (Fulk; Schmitz; Behrman, 2010). As principais síndromes com lesão incompleta são: 1) síndrome anterior da medula espinhal; 2) síndrome centromedular; 3) síndrome de Brown-Séquard; e 4) síndrome posterior da medula espinhal.

Figura 5.7 – Classificações das lesões medulares

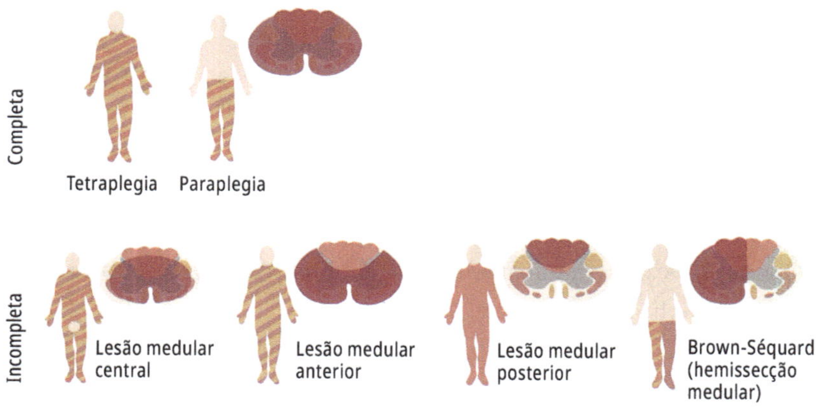

Jinnicha/Shutterstock

Consoante a American Spinal Cord Injury Association (2002), citada por Fulk, Schmitz e Behrman (2010), o comprometimento da lesão medular pode ser classificado da seguinte forma:

A – Completa: Nenhuma função motora ou sensorial preservada nos segmentos sacrais S4-S5.
B – Incompleta: Função sensorial encontra-se preservada, mas a função motora não, incluindo S4-S5.
C – Incompleta: Função motora preservada abaixo do nível da lesão, e mais da metade dos músculos avaliados apresentam grau de força muscular menor que 3.
D – Incompleta: Função motora preservada abaixo do nível da lesão e pelo menos a metade dos músculos avaliados apresentam grau de força muscular maior que 3.
E – Normal: Função sensorial e função motora preservadas.

5.5.2 Intervenção fisioterapêutica

Indivíduos com lesão medular podem apresentar paralisia ou paresia dos membros dependendo da classificação da lesão, descrita anteriormente, alterações no tônus muscular, alterações de reflexos miotendinosos e superficiais, alterações sensoriais, alterações no controle esfincteriano, disfunções sexuais e disfunção autonômica, como sudorese, desregulação térmica etc. (Brasil, 2013; Wan; Krassioukov, 2014).

Nesses casos, o fisioterapeuta atua nas sequelas, a fim de preservar e/ou ganhar massa e força muscular, estimular posturas e movimentos funcionais, organizar o tônus muscular, treinar atividades básicas e marcha, com e sem dispositivo auxiliar, como bengala, andador, cadeira de rodas, prevenir complicações secundárias associadas à imobilidade, como edema, distúrbios respiratórios, encurtamentos, contraturas e deformidades articulares.

Como mostramos, as doenças neurológicas que acometem a população geriátrica apresentam, além de alto potencial de letalidade, elevada prevalência de sequelas incapacitantes, resultando em pouca ou nenhuma independência funcional, sobrecarga da estrutura familiar, comprometimento econômico e social.

Cabe aos fisioterapeutas e a outros profissionais da saúde promover a educação em saúde, fornecendo informações para prevenir ou minimizar eventos, ou, quando estes já ocorreram, oferecer um atendimento efetivo e rápido, reduzindo possíveis complicações.

Para saber mais

OISHI, A. C. E. N.; TURBAY, E. M. N. **Além da fisioterapia**: quando a humanização é o caminho. Curitiba: Editora do Chain, 2012.

Esse livro é muito relevante na área de cuidados paliativos e humanização em saúde, ao tratar do processo de cuidar e acolher.

Síntese

Neste capítulo, citamos doenças cerebrovasculares são altamente prevalentes na população geriátrica, entre elas: acidente vascular encefálico, doença de Parkinson e doença de Alzheimer.

Embora as taxas de mortalidade sejam elevadas, merecem atenção as sequelas das lesões neurológicas, uma vez que impactam substancialmente o nível de independência funcional e qualidade de vida dos indivíduos.

Diante de um contexto prevalente de acometimento neurológico, a fisioterapia oferece uma ampla abordagem terapêutica na prevenção, no tratamento e na reabilitação neurofuncional, buscando a recuperação e a reinserção desses indivíduos em suas atividades rotineiras, devolvendo a eles a autonomia e a capacidade física.

Questões para revisão

1. Assinale a alternativa que indica o tipo patológico de tônus muscular que a escala modificada de Ashworth tem como objetivo avaliar:
   a) Hipotonia ou flacidez.
   b) Hipertonia ou espasticidade.
   c) Ataxia.
   d) Coreoatetose.
   e) A escala serve para todos os tipos citados.

2. (EBSERH – Fisioterapeuta, 2016) Paciente de 84 anos foi diagnosticado com uma doença degenerativa, progressiva e irreversível, com aparecimento insidioso que acarreta a perda da memória e diversos distúrbios cognitivos. A doença descrita nesse enunciado é
   a) a demência frontotemporal.
   b) a doença de corpos de Lewy.
   c) a doença de Parkinson.
   d) o mal de Alzheimer.
   e) a demência vascular.

3. (Prefeitura de Piraúba/MG – Fisioterapeuta, 2017) De acordo com as Recomendações da ACSM 2009 (American College of Sports Medicine 2009), são indicações de como progredir no treinamento sensório-motor em idosos, exceto:
   a) Dificultar progressivamente as posturas de treinamento, de forma a reduzir a base de suporte (exemplo: em pé sobre os dois pés; em pé sobre apenas uma perna).
   b) Movimentos dinâmicos que perturbam o centro de gravidade (exemplo: caminhando em marcha; fazendo curvas).
   c) Não exigir de músculos posturais, trabalhos de musculaturas posturais devem ser evitados.
   d) Reduzir o input sensorial (exemplo: em pé com os olhos fechado

4. Paciente de 70 anos, previamente hipertenso descompensado e diabético. Sua família relata que iniciou sintomatologia há poucos minutos: alteração do nível de consciência, fala arrastada, desvio de rima, fraqueza do lado direito do corpo e sonolência. Qual é o possível diagnóstico? Qual é o papel da fisioterapia durante o internamento hospitalar, na fase aguda?

5. Cite três consequências físicas da síndrome do imobilismo, presente na fase avançada da doença de Alzheimer.

Questão para reflexão

1. Considere uma pessoa idosa de 90 anos, com diagnóstico clínico de doença de Alzheimer em fase terminal. Não existe possibilidade de cura ou reversão do quadro, apenas medidas paliativas e de conforto. Nessa situação, quais medidas terapêuticas podem ser utilizadas pelo profissional fisioterapeuta?

Capítulo 6

Patologias reumatológicas na pessoa idosa

Conteúdos do capítulo:

- Principais patologias reumatológicas da pessoa idosa.
- Conceitos de fisioterapia reumatológica.
- Técnicas e manobras da fisioterapia reumatológica.

Após o estudo deste capítulo, você será capaz de:

1. aplicar conceitos de fisioterapia relacionados às principais patologias reumatológicas que acometem a população idosa;
2. reconhecer os mecanismos de ação, os fatores de risco e as manifestações clínicas das doenças reumatológicas mais comuns nas pessoas idosas;
3. determinar diagnóstico, tratamento adequado e intervenção fisioterapêutica nessas patologias.

6.1 Artrite reumatoide

A artrite reumatoide é uma doença inflamatória, de caráter autoimune e sistêmico. Ocorre inflamação progressiva e crônica das articulações sinoviais, cursando com destruição de tecido ósseo e cartilaginoso, resultando em deformidades e declínio expressivo na qualidade de vida da pessoa idosa (Olivieri et al., 2009).

Na Figura 6.1, observam-se a localização do processo inflamatório e deformidades articulares associadas à artrite reumatoide.

Figura 6.1 – Artrite reumatoide

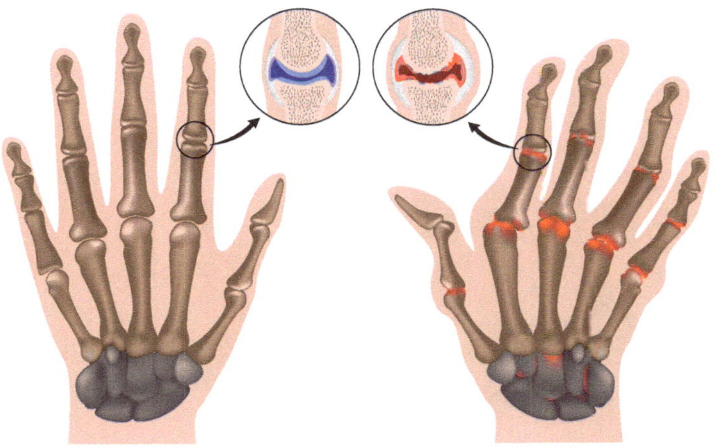

Aiila Medical Media/Shutterstock

Com o envelhecimento, algumas alterações podem desencadear o processo inflamatório, como defeitos na apoptose celular, desequilíbrio na produção de citocinas inflamatórias, modificações de antígenos, redução de resposta autoimune, alterações de mecanismo de células de defesa e involução do timo. O declínio nas taxas hormonais pós-menopausa também favorece a instalação da doença (Lemonte; Nunes; Zerbini, 2017).

A membrana sinovial passa a sofrer alterações em sua estrutura, com hiperplasia e hipertrofia celular, formação de novos vasos (chamada *neoangiogênese*), infiltração celular e fibrose tecidual, desenvolvendo o chamado *pannus*, responsável pela destruição condral e óssea periarticular (Lemonte; Nunes; Zerbini, 2017).

A Figura 6.2 ilustra, à direita, os sinais fisiopatológicos presentes na artrite reumatoide: processo de erosão óssea, inflamação e edema, desgaste articular e redução do espaço entre as superfícies articulares.

Figura 6.2 – Mecanismo fisiopatológico da artrite reumatoide

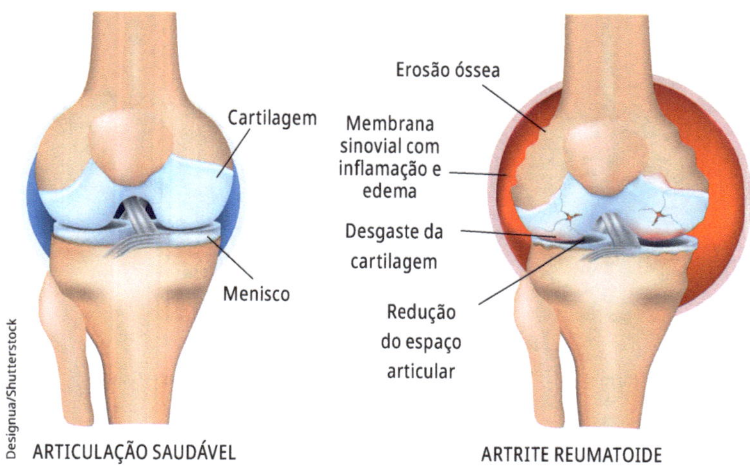

6.1.1 Epidemiologia e critérios diagnósticos

A artrite reumatoide é uma doença de caráter crônico, inflamatório e autoimune, apresenta etiologia desconhecida, mas pode ser desencadeada por fatores ambientais e genéticos. Indivíduos do gênero feminino são mais suscetíveis à patologia, bem como pessoas mais velhas (Sociedade Brasileira de Reumatologia, 2022).

O diagnóstico dessa doença é clínico, mas pode ser complementado com exames laboratoriais e de imagens, como radiografia, ultrassonografia e ressonância nuclear magnética. Ainda, devem ser considerados diagnósticos diferenciais, como artrite de outras naturezas, espondilite anquilosante e lúpus eritematoso sistêmico (Fuller, 2007).

No Quadro 6.1, estão listados alguns dos critérios de classificação da doença, como descrito por Lemonte, Nunes e Zerbini (2017). Os autores esclarecem que, para diagnóstico clínico, o paciente deve apresentar pelo menos quatro dos setes sinais, por pelo menos seis semanas.

Quadro 6.1 – Critérios classificatórios para artrite reumatoide

Rigidez matinal articular por pelo menos 1 hora
Artrite de três ou mais áreas articulares (mãos, punhos, cotovelos, joelhos, tornozelos e pés)
Artrite das articulações das mãos
Artrite simétrica
Nódulos reumatoides
Fator reumatoide
Alterações radiológicas (osteopenia periarticular e/ou erosões)

Fonte: Lemonte; Nunes; Zerbini, 2017, p. 2061.

6.1.2 Manifestações clínicas e tratamento

Entre os principais sintomas da doença, citamos a inflamação simétrica de pequenas articulações dos pés e das mãos. Outras estruturas articulares que podem estar acometidas são metacarpofalangeanas, interfalangeanas, atlantoaxial e temporomandibular. As articulações de maior porte, como ombros e joelhos, costumam apresentar disfunções no estágio avançado da doença (Fauci; Langford, 2014).

Segundo Lemonte, Nunes e Zerbini (2017), os indivíduos apresentam redução da amplitude de movimento, de força e rigidez matinal, além de fadiga muscular, vasculite, anemia, depressão, febre e perda ponderal. Além disso, outros órgãos podem ser envolvidos, levando a quadros de uveíte, ressecamento de mucosas, esplenomegalia, pneumonite, pleurite, pericardite, e neuropatia periférica. As deformidades comumente encontradas, que provocam intensa incapacidade funcional, são "pescoço de cisne", dedo em "botoeira" e "polegar em Z".

Figura 6.3 – Deformidades na mão causadas pela artrite reumatoide

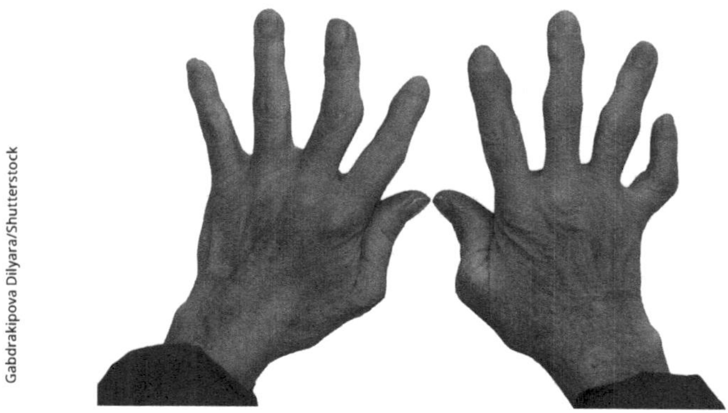

De acordo com a Sociedade Brasileira de Reumatologia (2011), o tratamento é conduzido com o uso de medicamentos anti-inflamatórios não hormonais (AINH), corticosteroides e

imunossupressores, bem como intervenções de fisioterapia, terapia ocupacional e psicossocial.

O tratamento consiste na tentativa de remissão ou de controle da atividade inflamatória, buscando analgesia, redução de edema, manutenção da funcionalidade e melhora da fadiga.

6.1.3 Intervenção fisioterapêutica

Além do tratamento farmacológico, a fisioterapia atua na redução da dor e do edema, por meio de ferramentas de cinesioterapia, hidroterapia e eletrotermofototerapia, como crioterapia ou termoterapia, corrente elétrica Tens *(transcutaneous electrical nerve stimulation)*, radiação infravermelha (*laser* de baixa potência), indicação de órteses e *splints* para imobilização e manutenção da capacidade funcional.

A atuação do profissional fisioterapeuta objetiva redução da atrofia e fraqueza muscular, do edema; ganho de flexibilidade, amplitude de movimento articular e resistência aeróbica (Wibelinger, 2015).

6.2 **Lúpus eritematoso sistêmico**

O lúpus eritematoso sistêmico é uma patologia autoimune de caráter crônico e inflamatório que acomete o tecido conectivo, afetando a pele, as articulações e órgãos do sistema corporal. A maior prevalência é em indivíduos do gênero feminino, correspondendo a 90% dos casos (Kenyon; Kenyon, 2010).

Kenyon e Kenyon (2010) relatam que, entre as principais sintomatologias, observam-se erupção na face em asa de borboleta, poliartrite, vasculite, fenômeno de Raynaud, anemia, hipertensão arterial, distúrbios renais e neurológicos, pleurite e alopecia.

A Figura 6.4 ilustra as alterações orgânicas decorrentes da doença, nos diferentes sistemas do corpo.

Figura 6.4 – Lúpus eritematoso sistêmico

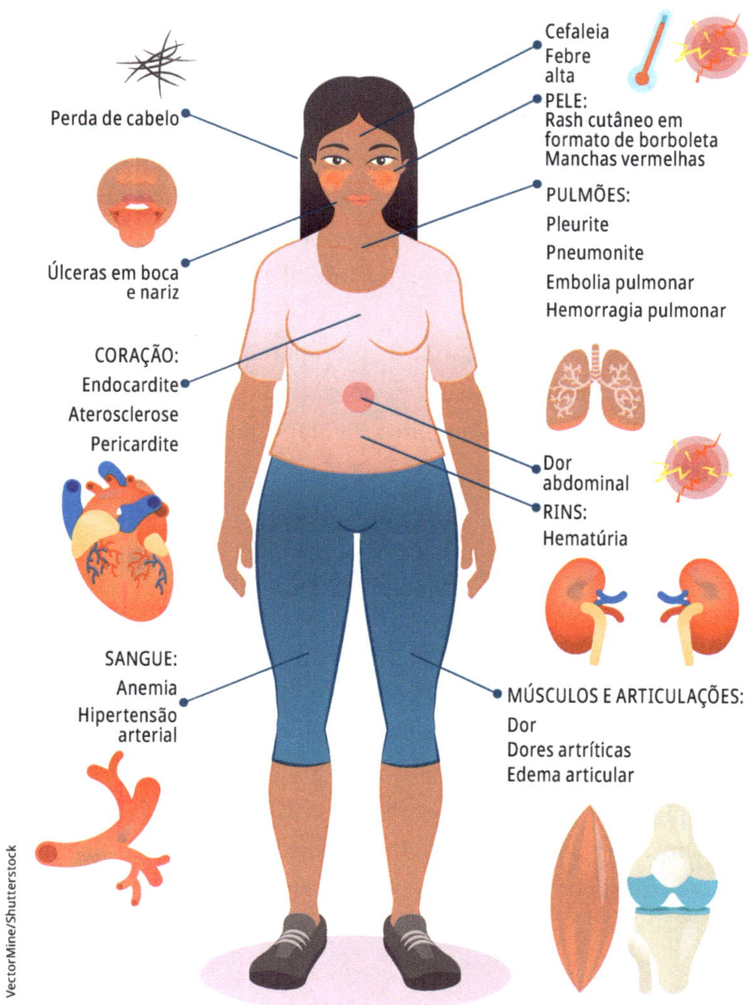

6.2.1 Fatores de risco e diagnóstico

O lúpus é uma patologia de caráter autoimune, cuja etiologia é idiopática. Lemonte, Nunes e Zerbini (2017) explicam que, conforme proposto pelo American College of Rheumatology, em 1982, a confirmação para diagnóstico da doença se dá quando são encontrados, no mínimo, quatro dos seguintes critérios:

> eritema malar, lesão discoide, fotossensibilidade, úlceras orais/nasais, artrite, serosite, comprometimento renal (proteinúria persistente > 0,5 g/dia ou cilindrúria anormal), alterações neurológicas (convulsão ou psicose), alterações hematológicas (anemia hemolítica, leucopenia, linfopenia ou plaquetopenia), alterações imunológicas (anticorpos anti-DNA nativo, anti-Sm ou antifosfolipídios) e anticorpo antinúcleo/fator antinúcleo (FAN). (Lemonte; Nunes; Zerbini, 2017, p. 2072)

O tratamento para essa patologia é basicamente medicamentoso, como explicam Ruiz-Irastorza et al. (2010), por meio de corticoides e imunossupressores, além do controle das manifestações clínicas com terapêutica específica em casos de cardiopatia, nefropatia, dermatites etc.

6.2.2 Intervenção fisioterapêutica

A conduta fisioterapêutica nesses casos é similar ao descrito para artrite reumatoide (descrita na Seção 6.1.3), objetivando analgesia e manutenção de capacidade funcional.

Geralmente, o contato entre o fisioterapeuta e o paciente com lúpus eritematoso sistêmico acontece em ambiente hospitalar, na descompensação da doença, quando há presença de cardiopatia ou nefropatia. Portanto, a atuação do profissional depende da condição clínica do indivíduo, buscando a manutenção de suas funções físicas e alívio da sintomatologia de dor.

6.3 Espondilite anquilosante

A espondilite anquilosante pertence às espondiloartropatias, um grupo de doenças com acometimento de articulações do esqueleto axial, principalmente sacroilíaca, oligoartrite assimétrica, dactilite e entesite, que podem envolver também lesão inflamatória em genitais, pele, olhos e trato intestinal (Lemonte; Nunes; Zerbini, 2017).

A espondilite anquilosante é uma patologia de caráter autoimune, crônica, com sintomas predominantes na coluna vertebral. A doença se inicia acometendo articulações sacroilíacas, evoluindo em toda a extensão do esqueleto axial com componentes de rigidez articular, acarretando importantes limitações na mobilidade e na capacidade funcional do indivíduo (Lemonte; Nunes; Zerbini, 2017).

Na Figura 6.5, à esquerda, observa-se a representação de uma coluna vertebral saudável; ao centro, a inflamação articular e, à direita, a fusão óssea, caracterizando a "coluna em bambu", uma coluna acometida pela espondilite anquilosante.

Figura 6.5 – Espondilite anquilosante

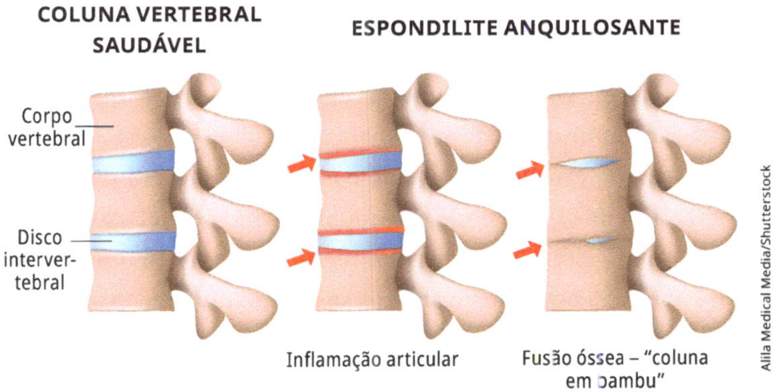

6.3.1 Fatores de risco e sintomatologia

A espondilite anquilosante é mais prevalente em indivíduos jovens do sexo masculino, embora afete também a população geriátrica. A doença causa inflamação das articulações sinoviais, com envolvimento de cápsula articular, ligamentos e tendões.

As articulações espinhais e sacroilíacas são as mais acometidas, cursando com quadro de dor, rigidez articular, fadiga, limitação de movimento e perda funcional.

A doença inicia-se com neoformação óssea em região externa do ânulo fibroso e ligamento longitudinal anterior, evoluindo para fusão vertebral ao longo do tempo, caracterizando a "coluna em bambu", identificada na imagem radiográfica (Kenyon; Kenyon, 2010).

6.3.2 Diagnóstico e tratamento clínico

O diagnóstico da espondilite anquilosante é clínico, e pode ser complementado com exames de imagem, que podem mostrar anormalidades nas articulações de coluna vertebral (sindesmófitos e anquilose).

A fusão vertebral, em estágios avançados, além de comprometer a mobilidade, pode ocasionar disfunções relacionadas ao disco intervertebral, causando herniações em diferentes graus. No entanto, a espondilite anquilosante não está necessariamente associada ao sequestro de disco ou ao acometimento do canal medular. Tratando-se de diagnóstico diferencial clínico, a presença de hérnia de disco normalmente cursa com dor nervosa irradiada, a depender do nível da raiz comprimida.

A abordagem padrão-ouro para o tratamento das espondiloartropatias é a fisioterapia e o tratamento medicamentoso com anti-inflamatórios não esteroidais e corticoides exógenos. Além disso, podem ser utilizados analgésicos e relaxantes musculares para redução do quadro inflamatório e de dor e drogas antirreumáticas (imunossupressores).

6.3.3 Intervenção fisioterapêutica

A fisioterapia atua na espondilite anquilosante buscando a redução de sintomas com técnicas analgésicas e de mobilização, bem como ferramentas para reduzir rigidez, fadiga, deformidades e incapacidade funcional. A terapia pode ser realizada no solo ou em ambiente aquático, visto que a água tem propriedades físicas que favorecem a redução de tensão muscular, o maior ganho de amplitude de movimento, o alívio da dor e o aumento da capacidade cardiorrespiratória (Matos et al., 2021).

6.4 **Gota**

A gota, ou artrite gotosa, é uma condição patológica multifatorial, que pode ser desencadeada por fatores como: "alimentação rica em purina, bebidas alcoólicas, estresse físico e emocional, lesões teciduais (traumas ou procedimentos cirúrgicos), infecções agudas, pós-infarto agudo do miocárdio, hemorragias, transfusões sanguíneas [...], após hemodiálise" (Rossi, 2017, p. 2098).

A Figura 6.6 ilustra o principal mecanismo fisiopatológico da gota ou artrite gotosa: acúmulo intra-articular de cristais de ácido úrico.

Figura 6.6 – Gota, ou artrite gotosa

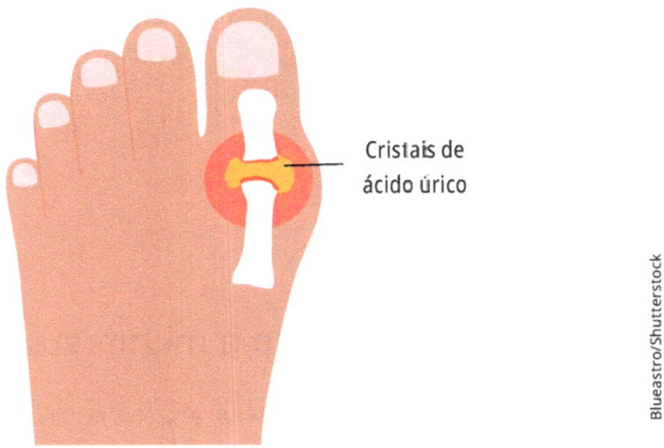

Rossi (2017) esclarece que os principais mecanismos fisiopatológicos envolvidos são a hiperuricemia e a deposição intra-articular de cristais de monourato de sódio, causando processo inflamatório. A presença desses cristais, segundo o autor, estimula a liberação de neutrófilos para fagocitose, acarretando liberação de enzimas e radicais livres, causando inflamação e edema articulares.

A Figura 6.7 ilustra a deposição de cristais de ácido úrico na articulação metatarsofalangeana, ocasionando os "tofos" articulares.

Figura 6.7 – Deposição de cristais de ácido úrico na articulação, característico da gota

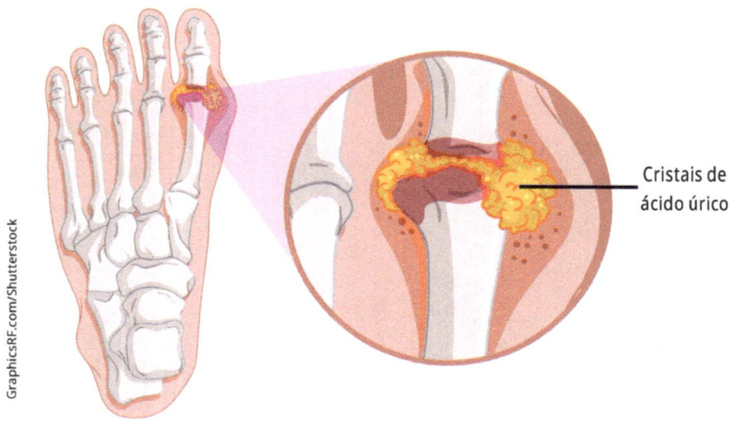

6.4.1 Fatores de risco e manifestações clínicas

De acordo com Rossi (2017), a artrite gotosa comumente está relacionada a comorbidades, como cálculo renal, hipertensão arterial sistêmica, dislipidemia, processo aterosclerótico, obesidade e diabetes. O aparecimento dos sintomas é incomum após os 60 anos de idade, mas pode evoluir desfavoravelmente em virtude de disfunções renais ou outras condições próprias ao processo de envelhecimento.

A doença é prevalente em indivíduos do sexo masculino com mais de 40 anos, sendo mais encontrada secundariamente, após histórico de linfoma, mieloma múltiplo e na utilização de diuréticos tiazídicos (Rossi, 2017).

Todavia, Santos (2016) esclarece que, quando se trata de pessoas idosas, a gota é mais comum em mulheres, provavelmente, em decorrência da queda hormonal após a menopausa porque a redução do estrogênio favorece a menor excreção de ácido úrico. Narang et al. (2019) citam também o maior consumo de medicamentos diuréticos.

De acordo com Dalbeth et al. (2019), na fase aguda, o processo inflamatório se estende por 7 a 10 dias, porém pode evoluir à fase crônica, com cristalização articular permanente, na forma de tofos que causam lesão à estrutura articular, bem como rigidez, dor intensa e incapacidade funcional, como descreve Rossi (2017).

6.4.2 Diagnóstico e tratamento clínico

Segundo Kiltz et al. (2017), o diagnóstico da artrite gotosa é feito com base no relato da história clínica do paciente, além da presença de sinais flogísticos em articulações distais. A confirmação do diagnóstico pode ser feita pela análise do líquido sinovial, pela dosagem sérica de ácido úrico e por exames radiológicos.

De acordo com Reach (2011), o tratamento é iniciado imediatamente após o diagnóstico, com prescrição de colchicina e anti-inflamatórios não esteroidais.

6.4.3 Intervenção fisioterapêutica

Em virtude dos efeitos adversos esperados das medicações, o tratamento fisioterapêutico tem sido evidenciado no controle da dor e do edema nessas condições, por meio de *laser* de baixa potência (Alves et al., 2013), crioterapia (Guillot et al., 2014) e cinesioterapia. Entretanto, os estudos ainda são escassos quanto à segurança de aplicabilidade desses recursos em indivíduos com artrite gotosa (Hoss, 2021).

Na Figura 6.8, pode-se observar ilustração da laserterapia, recurso adotado na prática clínica do fisioterapeuta.

Figura 6.8- Laserterapia

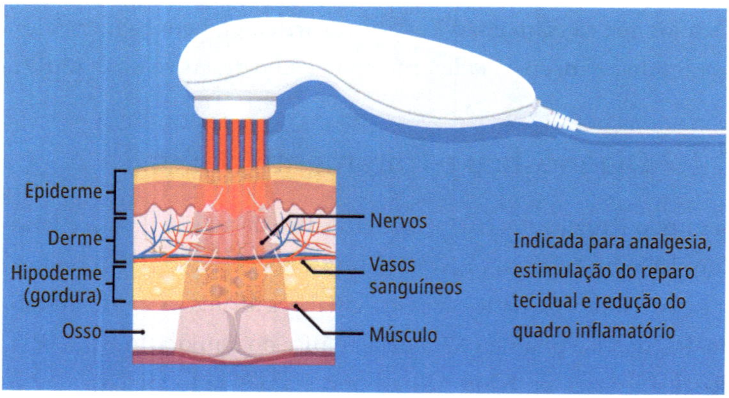

Pepermpron/Shutterstock

Outra técnica utilizada, já com evidências sustentadas na literatura, é a mobilização articular (não em pico inflamatório), com baixa velocidade e respeitando a amplitude de movimento articular do indivíduo. Esse recurso estimula a oscilação pressórica intra-articular, favorecendo a excreção de subprodutos, a redução de edema e o alívio da dor, contribuindo também com o processo de cicatrização (Hoss, 2021).

6.5 **Fibromialgia**

De acordo com Senna et al. (2004), a fibromialgia é uma síndrome de caráter reumatológico que se manifesta com quadro de dor musculoesquelética, de etiologia desconhecida. É a segunda doença reumática mais presente na população brasileira, após a artrose, e é uma condição mais prevalente em mulheres jovens (35 a 44 anos, aproximadamente).

A etiologia e a fisiopatologia da condição não são conhecidas, mas se aceita a hipótese de que seja desencadeada por outras doenças autoimunes, como artrite reumatoide e lúpus eritematoso sistêmico (Kenyon; Kenyon, 2010).

6.5.1 Sintomatologia

A fibromialgia é um distúrbio reumatológico não articular que cursa com quadro de dor miofascial e articular difusa. Os indivíduos podem apresentar também sintomas como: fadiga, distúrbios do sono, depressão, quadro de ansiedade e rigidez matinal (Kenyon; Kenyon, 2010).

Na Figura 6.9, estão descritos os principais sintomas da fibromialgia.

Figura 6.9–Sintomas da fibromialgia

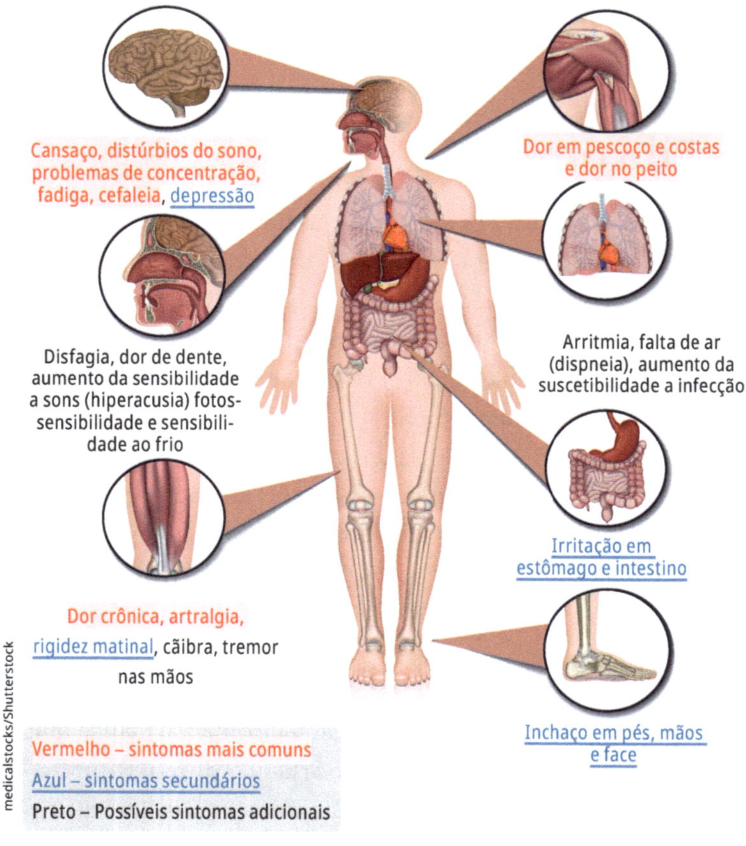

6.5.2 Diagnóstico e tratamento clínico

O diagnóstico da fibromialgia é puramente clínico, visto que exames laboratoriais e radiológicos não informam qualquer sinal de alteração tecidual. De acordo com Kenyon e Kenyon (2010), o diagnóstico deve ser feito com base em um mapeamento de pontos de gatilho (*trigger points*), como os indicados na Figura 6.10, no qual o paciente deve apresentar dor em 11 pontos de um total de 18 (teste de nove locais, bilateralmente). Os pontos estão localizados nas seguintes regiões: occipital; músculo trapézio; músculo supraespinhal; músculo glúteo; grande trocânter do fêmur; cervical inferior; segundo espaço intercostal; epicôndilo lateral do cotovelo; e região medial do joelho.

Figura 6.10 – Sintomas e pontos de gatilho

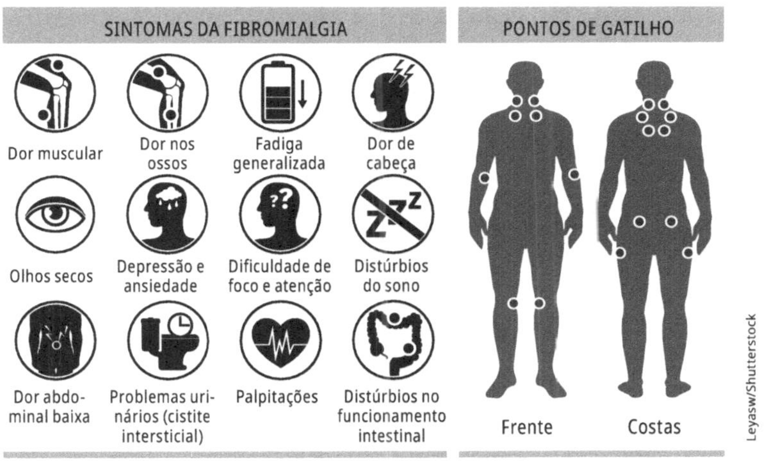

Heymann et al. (2010) explicam que o tratamento da fibromialgia consiste em uma terapêutica multidisciplinar, abrangendo terapia medicamentosa com antidepressivos serotoninérgicos e noradrenérgicos e anticonvulsivantes, exercício físico regular e terapia comportamental cognitiva.

6.5.3 Intervenção fisioterapêutica

Até há pouco tempo, a prescrição de atividade física nessa população consistia em exercícios aeróbicos e alongamento muscular, entretanto novas evidências têm demonstrado que o treinamento resistido em pacientes com fibromialgia é eficaz no manejo da dor. Bulhões et al. (2018) reportam que a intervenção deve ser feita de forma orientada e continuada, com sessões de, pelo menos, 30 minutos, duas a três vezes por semana, duas a três séries com 8 a 12 repetições.

Conforme explicamos, as doenças reumatológicas são extremamente prevalentes na população geriátrica, desencadeando intenso declínio físico e incapacidade funcional. Fatores presentes na vida de uma pessoa idosa influenciam no desenvolvimento e na evolução da doença reumática, como "instabilidade postural, marcha, quedas, imobilidade, sarcopenia, síndrome de fragilidade, dores, condições nutricionais, interações familiares e recursos sociais" (Rossi, 2017, p. 2096).

Eis por que a atuação do fisioterapeuta é imprescindível para amenizar quadros álgicos e proporcionar melhora ou manutenção do desempenho físico.

Para saber mais

JUNG, M. F. **Características sociodemográficas, biológicas, comportamentais e ambientais associadas à qualidade de vida dos idosos.** 118 f. Dissertação (Mestrado em Tecnologia em Saúde)–Pontifícia Universidade Católica do Paraná, Curitiba, 2021.

Essa dissertação de mestrado trata de questões sociodemográficas, biológicas, comportamentais e ambientais determinantes para a qualidade de vida da população idosa. Sabendo que doenças reumatológicas são altamente prevalentes na geriatria, a prática de exercício físico e adoção de outros comportamentos que preservem a saúde psicológica do indivíduo são de grande importância.

Síntese

Neste capítulo, comentamos que o diagnóstico de artrite reumatoide em idosos é igual entre os gêneros. Explicamos também que a artrite gotosa está relacionada a outras comorbidades, como cálculo renal, hipertensão arterial sistêmica, dislipidemia, processo aterosclerótico, obesidade, diabetes etc. Após os 60 anos de idade, não é comum o surgimento de sintomas, mas eles podem evoluir desfavoravelmente em virtude de disfunções renais ou outras condições próprias ao processo de envelhecimento.

Ainda, esclarecemos que os indivíduos com fibromialgia apresentam baixo condicionamento físico e declínio importante da qualidade de vida, em virtude dos sintomas: fadiga, distúrbios do sono, rigidez matinal e dor. A prescrição de atividade física nessa população tem se voltado para o treinamento resistido, eficaz no manejo da dor.

Questões para revisão

1. (Prefeitura de Piraquara/ PR – Fisioterapeuta, 2024) Sobre a artrite reumatoide, assinale a alternativa correta:
   a) O diagnóstico precoce e o início imediato do tratamento são fundamentais para a prevenção da incapacidade funcional.
   b) O comprometimento da coluna cervical é raro, mas a coluna lombar e dorsal é frequentemente envolvida.
   c) Os sintomas são dor, edema, calor e vermelhidão, especificamente nas articulações radiocarpal e interfalangeanas.
   d) Inicia-se, geralmente, entre 30 e 40 anos e sua incidência diminui com a idade.
   e) Acomete os homens duas vezes mais do que as mulheres.

2. (Prefeitura de Timbaúba/PE – Fisioterapeuta, 2024) Em relação à atuação da fisioterapia em reumatologia, classifique V para verdadeiro e F para falso e, em seguida, assinale a alternativa que apresenta a sequência correta.
   ( ) O fisioterapeuta reumatológico diante de um paciente com doença crônico-degenerativa possui o objetivo em minimizar dores e incapacidades geradas por tais patologias através da utilização de recursos eletro analgésicos, da aplicação de técnicas de terapia manual e de atividades que estimulem a movimentação articular buscando assim prevenir a instalação de deformidades, bem como evitar a progressão de deformidades já instaladas, buscando sempre manter uma boa qualidade de vida.
   ( ) As causas do reumatismo estão relacionadas à hereditariedade e à idade, uma vez que, epidemiologicamente, acomete apenas indivíduos acima de sessenta anos e produz

diversos problemas que levam à incapacidade funcional da pessoa.

( ) Muitas doenças reumáticas podem ser controladas de forma eficaz, com uma intervenção precoce, minimizando os sintomas, diminuindo a progressão da doença, pois quanto mais cedo o diagnóstico, menor o dano articular.

a) V - V - F.
b) F - V - V.
c) V - F - V.
d) F - F - V.

3. (Funcepe, 2024) Como é conhecida a degeneração articular causada pelo acúmulo de cristais de urato nas articulações, levando à inflamação do tecido conjuntivo que pode ser aguda ou crônica?

a) Artrite reumatoide
b) Artrose
c) Osteocondrite
d) Artrite gotosa
e) Espondilite anquilosante

4. A interpretação de exames complementares é de extrema importância para o fisioterapeuta. Indivíduos com osteoartrose podem ser diagnosticados clinicamente, embora seja útil a utilização de imagens para classificação da gravidade da doença. Na radiografia simples, é possível observar algumas alterações em nível ósseo e articular. Quais são os quatro principais achados? Em casos de artrose grave, com limitação funcional severa e dor intensa, qual é a indicação de tratamento?

5. A respeito da fibromialgia, sabe-se que o diagnóstico é puramente clínico e baseia-se no mapeamento dos pontos de gatilho. O paciente deve apresentar dor em 11 pontos de um total de 18. Além do quadro álgico, existem diversos outros sintomas que podem acometer um indivíduo fibromiálgico. Portanto, cite três pontos de gatilho que devem ser avaliados; três sintomas além da dor; e três técnicas ou recursos fisioterapêuticos que podem ser utilizados nessa população.

Questão para reflexão

1. Doenças reumatológicas podem ter expressiva associação com fatores psicológicos e emocionais. Considerando esse aspecto, reflita sobre como esses pacientes devem ser avaliados e qual é a postura mais adequada nesses casos a ser adotada pelo fisioterapeuta. Elabore um texto escrito com sua resposta e compartilhe com seu grupo de estudo.

Considerações finais

Além das mais variáveis memórias e recordações, o processo de envelhecimento pode envolver importantes limitações físicas e condições incapacitantes que afetam negativamente a qualidade de vida dessa população, se não forem tratadas de forma adequada e humana. Portanto, a pessoa idosa demanda assistência individualizada, com cuidado, respeito e afeto.

O impacto do envelhecer tende a ser maior quando a pessoa idosa não apresenta condições que contribuam para sua adaptação a esse processo e para a consequente reinserção social. É responsabilidade do fisioterapeuta, portanto, munir-se de conhecimento e de preceitos morais para absorver essas necessidades. Como explicitamos ao longo desta obra, "o envelhecimento saudável é mais que apenas a ausência de doença" (OMS, 2015, p. 4).

Neste livro, discorremos sobre assuntos essenciais na temática da fisioterapia geriátrica e reumatológica, como as alterações morfológicas e fisiológicas inerentes a essa fase da vida e como deve ser a avaliação fisioterapêutica na pessoa idosa. Reiteramos que o fisioterapeuta tem de conduzir essa avaliação de forma diferenciada e individualizada.

Esperamos que a leitura desta obra tenha sido produtiva, estimulante e, de certa forma, leve e agradável, agregando competências essenciais ao atendimento qualificado. Torcemos para que este livro seja apenas o início de sua jornada, que o instigue a buscar conhecimentos atualizados e desperte uma grande paixão pela geriatria.

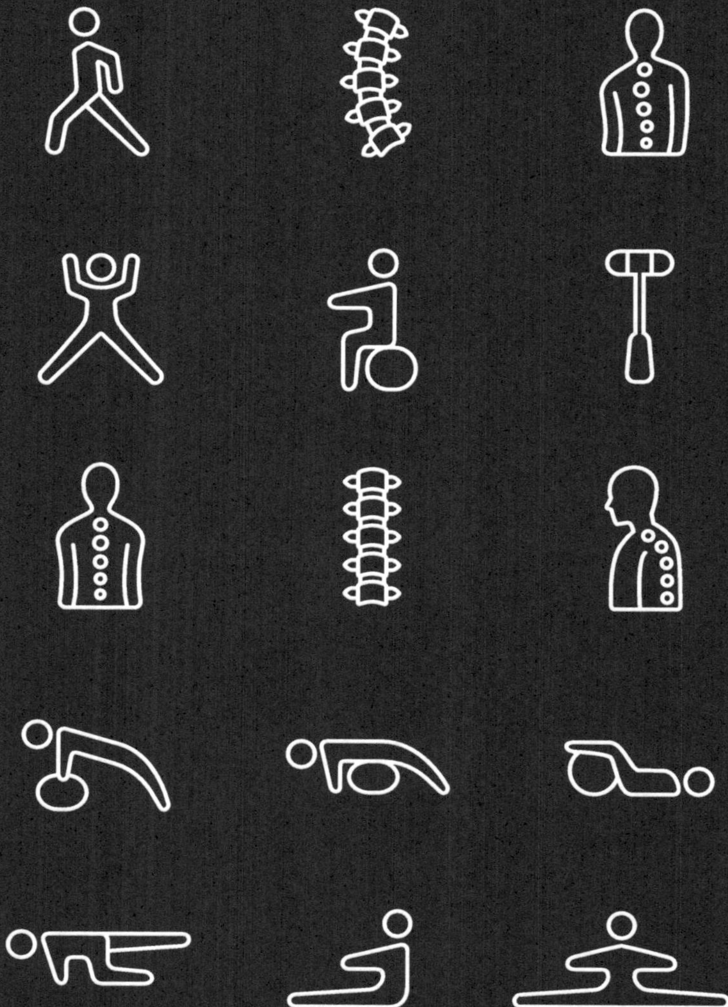

Referências

ALBÉRIO, C. A. A. et al. O exame do tórax. In: SANTOS-LOBATO, B. L; SANTOS-LOBATO, E. V. **Manual de propedêutica médica**. Brasília: Conselho Federal de Medicina, 2023. p. 54-67.

ALENCAR, Y. M. G.; CURIATI, J. A. E. Envelhecimento do aparelho digestivo. In: PAPALÉO-NETTO, M.; CARVALHO FILHO, E. T. **Geriatria**: fundamentos, clínica e terapêutica. 2. ed. São Paulo: Atheneu, 2002. p. 311-330.

ALVES, A. C. et al. Low-level Laser Therapy in Different Stages of Rheumatoid Arthritis: A Histological Study. **Lasers in Medical Science**, v. 28, i. 2, p. 529-536, Feb. 2013. Disponível em: <https://pubmed.ncbi.nlm.nih.gov/22538842/>. Acesso em: 25 fev. 2025.

ALVES, J. C.; FREITAS, E. V. Atividade física. In: FREITAS, E. V.; PY, L. **Tratado de geriatria e gerontologia**. 4. ed. Rio de Janeiro: Guanabara Koogan, 2017. p. 1540-1567.

ALVES, L. C.; LEITE, I. C.; MACHADO, C. J. Fatores associados à incapacidade funcional dos idosos no Brasil: análise multinível. **Revista de Saúde Pública**, v. 44, n. 3, p. 1-11, 2010. Disponível em: <https://www.scielo.br/j/rsp/a/GxBCmd8NRTPSqMXNRH3vq3t/?format=pdf&lang=pt>. Acesso em: 25 fev. 2025.

ANTONIO, D. H. et al. Perfil funcional de pacientes com AVC isquêmico trombolizados e não trombolizados classificados pela CIF. **Brazilian of Journal Development**, Curitiba, v. 7, n. 7, p. 72074-72083, jul. 2021. Disponível em: <https://ojs.brazilianjournals.com.br/ojs/index.php/BRJD/article/view/33091/pdf>. Acesso em: 25 fev. 2025.

AVILA, E.; ROMANO, R. Á.; RODRIGUES, F. A. A. Como retardar o envelhecimento cerebral: uma análise neurocientífica. **Revista Científica De Salud Y Desarrollo Humano**, v. 5, n. 1, p. 84-95, eneto/marzo 2024. Disponível em: <https://revistavitalia.org/index.php/vitalia/article/view/76/135>. Acesso em: 25 fev. 2025.

BARBOSA, A. A. et al. Sleep Disorder or Simple Sleep Ontogeny? Tendency for Morningness is Associated With Worse Sleep Quality in the Elderly. **Brazilian Journal of Medical and Biological Research**, v. 49, i. 10, e5311, 2016. Disponível em: <https://www.scielo.br/j/bjmbr/a/DPMFVDVbNdPL3HZdF9bTNXM/?format=pdf&lang=en>. Acesso em: 25 fev. 2025.

BARBOSA, M. T. et al. Parkinsonism and Parkinson's Disease in the Elderly: A Community-Based Survey in Brazil (The Bambuí study). **Movement Disorders**. v. 21, i. 6, p. 800-888, June 2006. Disponível em: <https://pubmed.ncbi.nlm.nih.gov/16482566/>. Acesso em: 25 fev. 2025.

BARRETO, T. M. C. **Fisiopatologia do envelhecimento cerebral e mecanismos anti-aging**. 54 f. Dissertação (Mestrado em Medicina) – Universidade Beira Interior, Portugal, 2020. Disponível em: <https://ubibliorum.ubi.pt/bitstream/10400.6/10793/1/7605_16092.pdf>. Acesso em: 25 fev. 2025.

BATLOUNI, M.; FREITAS, E. V. de; SAVIOLI NETO, F. Insuficiência cardíaca no idoso. In: FREITAS, E. V.; PY, L. **Tratado de geriatria e gerontologia**. 4. ed. Rio de Janeiro: Guanabara Koogan, 2017. p. 1244-1291.

BIELEMANN, R. M.; MARTINEZ-MESA, J.; GIGANTE, D. P. Physical Activity During Life Course and Bone Mass: A Systematic Review of Methods and Findings From Cohort Studies With Young Adults. **BMC Musculoskelet Disord**, v. 14, i. 77, p. 1-16, Mar. 2013. Disponível em: <https://pubmed.ncbi.nlm.nih.gov/23497066/>. Acesso em: 25 fev. 2025.

BOHANNON, R. W.; SMITH, M. B. Interrater Reliability of a Modified Ashworth Scale of Muscle Spasticity. **Physical Therapy**, v. 67, i. 2, p. 206-207, Mar. 1987. Disponível em: <https://www.researchgate.net/publication/19353182_Interrater_Reliability_of_a_Modified_Ashworth_Scale_of_Muscle_Spasticity>. Acesso em: 25 fev. 2025.

BOOTH, F. W.; ROBERTS, C. K.; LAYE, M. J. Lack of Exercise is a Major Cause of Chronic Diseases. **Comprehensive Physiology**, v. 2, i. 2, p. 1143-1211, Apr. 2012. Disponível em: <https://pmc.ncbi.nlm.nih.gov/articles/PMC4241367/pdf/nihms-603913.pdf>. Acesso em: 25 fev. 2025.

BOSCHIN, L. C.; ANACLETO, O. L.; ALENCAR, P. G. C. Artroplastia total de quadril não cimentada: das causas de revisão em pacientes com seguimento pós-operatório mínimo de 10 anos. **Revista Brasileira de Ortopedia**, v. 38, n. 10, p. 589-598, out. 2003. Disponível em: <https://cdn.publisher.gn1.link/rbo.org.br/pdf/38-9/2003_out_16.pdf>. Acesso em: 25 fev. 2025.

BRASIL. **Diretrizes de Atenção à Pessoa com Lesão**. Brasília, DF: Ministério da Saúde, 2013.

BRASIL. Ministério da Saúde. Secretaria de Atenção à Saúde. Departamento de Atenção Básica. **Envelhecimento e saúde da pessoa idosa.** Brasília, 2006. (Série A. Normas e Manuais Técnicos). (Cadernos de Atenção Básica, n. 19). Disponível em: <https://bvsms.saude.gov.br/bvs/publicacoes/evelhecimento_saude_pessoa_idosa.pdf>. Acesso em: 25 fev. 2025.

BUKSMAN, S.; VILELA, A. L. de S.; BUKSMAN, R. Tromboembolismo venoso. In: FREITAS, E. V.; PY, L. **Tratado de geriatria e gerontologia**. 4. ed. Rio de Janeiro: Guanabara Koogan, 2017. p. 1504-1539.

BULHÕES, L. C. C. et al. Efeito do treinamento resistido na redução da dor no tratamento de mulheres com fibromialgia: revisão sistemática. **Revista Brasileira Ciência e Movimento** v. 26, n. 2, p. 170-175, 2018. Disponível em: <https://www.researchgate.net/publication/353058982>. Acesso em: 25 fev. 2025.

CAETANO, L. A. O.; SILVA, F. S.; SILVEIRA, C. A. B. Alzheimer, sintomas e grupos: uma revisão integrativa. **Vínculo**, v. 14, n. 2, p. 84-93, 2017. Disponível em: <https://pepsic.bvsalud.org/pdf/vinculo/v14n2/v14n2a10.pdf>. Acesso em: 25 fev. 2025.

CAMARGO, A. F. de B. **Efeito adjuvante de reabilitação utilizando realidade virtual em pacientes pós acidente vascular cerebral isquêmico**. 98 f. Dissertação (Mestrado em Ciências) – Universidade Estadual de Campinas, Campinas, 2019. Disponível em: <https://repositorio.unicamp.br/acervo/detalhe/1094636>. Acesso em: 25 fev. 2025.

CAPPOLA, A. R. et al. Thyroid Function in the Euthyroid Range and Adverse out Comes in Older Adults. **Journal of Clinical Endocrinology and Metabolism**, v. 100, i. 3, p. 1088-1096, Mar. 2015. Disponível em: <https://pubmed.ncbi.nlm.nih.gov/25514105/>. Acesso em: 25 fev. 2025.

CARONE, C. M. M. et al. Fatores associados a distúrbios do sono em estudantes universitários. **Cadernos de Saúde Pública**, v. 36, n. 3, :e00074919, 2020. Disponível em: <https://www.scielo.br/j/csp/a/6MvT8NwnW97yWJdDwcP4rRJ/?format=pdf&lang=pt>. Acesso em: 25 fev. 2025.

CARRIVICK, S. J. et al. Brief Report: Does PTH Increase with Age, Independent of 25 Hydroxyvitamin D, Phosphate, Renal Function, and Ionized Calcium? **Journal of Clinical Endocrinology and Metabolism**, v. 100, i. 5, p. 2131-2134, May 2015. Disponível em: <https://pubmed.ncbi.nlm.nih.gov/25751107/>. Acesso em: 25 fev. 2025.

CARVALHO, A.; SENGER, J. Doença pulmonar obstrutiva crônica. In: FREITAS, E. V.; PY, L. **Tratado de geriatria e gerontologia**. 4. ed. Rio de Janeiro: Guanabara Koogan, 2017. p. 1571-1594.

CELLI, B. R.; MACNEE, W.; ATS/ERS TASK FORCE. Standards for the Diagnosis and Treatment of Patients with COPD: a Summary of the ATS/ERS Position Paper. **European Respiratory Journal**, v. 23, i. 6, p. 932-946, June 2004. Disponível em: <https://pubmed.ncbi.nlm.nih.gov/15219010/>. Acesso em: 25 fev. 2025.

CHANG, K. P. et al. Incidence of Hip and Other Osteoporotic Fractures in Elderly Men and Women: Dubbo Osteoporosis Epidemiology Study. **Journal Bone Miner Research**, v. 19, i. 4, p. 532-536, Apr. 2004. Disponível em: <https://pubmed.ncbi.nlm.nih.gov/15005838/>. Acesso em: 25 fev. 2025.

CHEN, N. et al. Epidemiological and Clinical Characteristics of 99 Cases of 2019 Novel Coronavirus Pneumonia in Wuhan, China: A Descriptive Study. **The Lancet**, v. 395, n. 10223, p. 507-513, Feb. 2020. Disponível em: <https://www.thelancet.com/action/showPdf?pii=S0140-6736%2820%2930211-7>. Acesso em: 25 fev. 2025.

CHOWDHURY, R. et al. Dopamine Restores Reward Prediction Errors in Old Age. **Nature Neuroscience**, v. 16, i. 5, p. 648-653, May 2013. Disponível em: <https://pubmed.ncbi.nlm.nih.gov/23525044/>. Acesso em: 25 fev. 2025.

COCHAR-SOARES, N.; DELINOCENTE, M. L. B.; DATI, L. M. M. Fisiologia do envelhecimento: da plasticidade às consequências cognitivas. **Revista Neurociências**, v. 29, p. 1-28, 2021. Disponível em: <https://www.researchgate.net/publication/367902247_Fisiologia_do_envelhecimento_da_plasticidade_as_consequencias_cognitivas>. Acesso em: 25 fev. 2025.

COIMBRA, I. B. et al. Osteoartrite (artrose): tratamento. **Revista Brasileira de Reumatologia**, v. 44, n. 6, p. 450-453, nov./dez. 2004. Disponível em: <https://www.scielo.br/j/rbr/a/F39LTRWZ985dPVQTpYPcvfJ/?format=pdf&lang=pt>. Acesso em: 25 fev. 2025.

COIMBRA, I. B.; ROSSI, E. Osteoartrite. In: FREITAS, E. V.; PY, L. **Tratado de geriatria e gerontologia**. 4. ed. Rio de Janeiro: Guanabara Koogan, 2017. p. 2049-2058.

COMPSTON, A. Aids to the Investigation of Peripheral Nerve Injuries [...]. **Brain**, v. 133, n. 10, p. 2838-2844, Oct. 2010. Disponível em: <https://academic.oup.com/brain/article-abstract/133/10/2838/326012?redirectedFrom=fulltext&>. Acesso em: 25 fev. 2025.

CORREA, E. et al. Efeitos do treinamento resistido na qualidade de vida de idosos: uma revisão integrativa. **Brazilian Journal of Health Review**, Curitiba, v. 3, i. 2, p. 3260-3274, mar./abr. 2020. Disponível em: <https://ojs.brazilianjournals.com.br/ojs/index.php/BJHR/article/view/8899/7615>. Acesso em: 25 fev. 2025.

COSTA, E. F. de A.; TEIXEIRA, I. C. A.; VICTOY, L. M. R. Pneumonias. In: FREITAS, E. V.; PY, L. **Tratado de geriatria e gerontologia**. 4. ed. Rio de Janeiro: Guanabara Koogan, 2017. p. 1595-1632.

CRUZ, P. et al. Nutrição e saúde dos cabelos: uma revisão. **Advances in Nutritional Sciences**, v. 1, n. 1, p. 33-40, 2020. Disponível em: <https://ansj.com.br/journal/index.php/1/article/view/5/52>. Acesso em: 25 fev. 2025.

DALBETH, N. et al. Gout. **Nature Reviews Disease Primers**, v. 5, n. 69, 2019. Disponível em: <https://www.nature.com/articles/s41572-019-0115-y>. Acesso em: 25 fev. 2025.

DISKIN, C. J. et al. Towards an Understanding of Oedema. **BMJ**, v. 318, p. 1610-1613, 1999. Disponível em: <https://pubmed.ncbi.nlm.nih.gov/10364127/>. Acesso em: 25 fev. 2025.

ELY, E. W. et al. Monitoring Sedation Status Over Time in ICU Patients: Reliability and Validity of the Richmond Agitation-Sedation Scale (RASS). **JAMA**, v. 289, i. 22, p. 2983-2991, June 2003. Disponível em: <https://jamanetwork.com/journals/jama/fullarticle/196696>. Acesso em: 8 fev. 2025.

ERMIDA, J. G. **Avaliação demográfica compreensiva**: temas geriátricos. Lisboa: Sociedade Portuguesa de Geriatria e Gerontologia, 1995.

FAUCI, A. S.; LANGFORD, C. A. **Reumatologia de Harrison**. 3. ed. Porto Alegre: AMGH Editora, 2014.

FECHINE, B. R. A.; TROMPIERI, N. O processo de envelhecimento: as principais alterações que acontecem com o idoso com o passar dos anos. **Revista Cientifica Internacional**, v. 1, i. 20, p. 106-132, 2012. Disponível em: <fonovim.com.br/arquivos/534ca4b0b3855f1a4003d09b77ee4138-Modifica es-fisiol gicas-normais-no-sistema-nervoso-do-idoso.pdf>. Acesso em: 25 fev. 2025.

FEITOSA-FILHO, G. S. et al. Atualização das Diretrizes em Cardiogeriatria da Sociedade Brasileira de Cardiologia. **Arquivos Brasileiros de Cardiologia**, v. 112, n. 5, p. 649-705, 2019. Disponível em: <https://www.scielo.br/j/abc/a/jtsBtVbfWGmr5fqbMfdfZyF/?format=pdf>. Acesso em: 25 fev. 2025.

FERREIRA, J. C. et al. Orientações práticas de ventilação mecânica baseadas em evidências: sugestões de duas sociedades médicas brasileiras. **Jornal Brasileiro de Pneumologia**, v. 51, n. 1, e20240255, 2025. Disponível em: <https://www.scielo.br/j/jbpneu/a/XQBYxFkrLncd4kNMbm6hZsQ/?format=pdf&lang=pt>. Acesso em: 25 fev. 2025.

FERRIOLLI, E.; MORIGUTI, J. C. Envelhecimento do aparelho digestório. In: FREITAS, E. V. et al. **Tratado de geriatria e gerontologia**. 2. ed. Rio de Janeiro: Guanabara Koogan, 2002. p. 376-379.

FRANÇA, M. S. J.; ZATZ, M. **O legado dos genes**: o que a ciência pode nos ensinar sobre o envelhecimento. São Paulo: Objetiva, 2021.

FREITAS, A. de O.; AMORIM, P. B.; SANTOS, R. S. A fisioterapia nos pacientes com sequelas decorrentes de acidente vascular cerebral – AVC, atendidos pela "ESF Vila Nova" da cidade de Pinheiros/ES. **Recima21 – Revista Científica Multidisciplinar**, v. 2, n. 10, e210790, 2021. Disponível em: <https://recima21.com.br/index.php/recima21/article/view/790/664>. Acesso em: 25 fev. 2025.

FULK, G. D. Lesão cerebral traumática. In: O'SULLIVAN, S. B. **Fisioterapia**: avaliação e tratamento. São Paulo: Manole, 2010. p. 975-1009.

FULK, G. D.; SCHMITZ, T. J.; BEHRMAN, A. L. Lesão medular traumática. In: O'SULLIVAN, S. B. **Fisioterapia**: avaliação e tratamento. São Paulo: Manole, 2010. p. 1019-1080.

FULLER, R. **Manual de reumatologia para graduação em medicina**. 2. ed. São Paulo: Pontes, 2007.

GALIA, C. R. et al. Atualização em artroplastia total de quadril: uma técnica ainda em desenvolvimento. **Revista Brasileira de Ortopedia**, v. 52, n. 5, p. 521-527, 2017. Disponível em: <https://www.scielo.br/j/rbort/a/xx5PGNcqzN7NFbvxkkYkbwb/?lang=pt&format=pdf>. Acesso em: 25 fev. 2025.

GLEASON, K.; MCCALL, W. V. Current Concepts in the Diagnosis and Treatment of Sleep Disorders in the Elderly. **Current Psychiatry Reports**, v. 17, i. 6, p. 45-52, 2015. Disponível em: <https://pubmed.ncbi.nlm.nih.gov/25895575/>. Acesso em: 25 fev. 2025.

GUILLOT, X. et al. Cryotherapy in inflammatory rheumatic diseases: A systematic review. **Expert Review of Clinical Immunology**, v. 10, i. 2, p. 281-294, Feb. 2014. Disponível em: <https://pubmed.ncbi.nlm.nih.gov/24345205/>. Acesso em: 25 fev. 2025.

GUIRRO, E.; GUIRRO, R. **Fisioterapia dermato-funcional**: fundamentos, recursos, patologias. Barueri: Manole, 2004.

HALL, J. E. **Tratado de fisiologia médica**. 12. ed. Rio de Janeiro: Elsevier, 2011.

HALPIN, S. J. et al. Postdischarge Symptoms and Rehabilitation Needs in Survivors of Covid-19 Infection: A Cross-Sectional Evaluation. **Journal of Medical Virology**, v. 93, i. 2, p. 1013-1022, 2021. Disponível em: <https://onlinelibrary.wiley.com/doi/epdf/10.1002/jmv.26368>. Acesso em: 25 fev. 2025.

HARKNESS, L. M. et al. Pulmonary Vascular Changes in Asthma and COPD. **Pulmonary pharmacology & therapeutics**, v. 29, i. 2, p. 144-155, Dec. 2014. Disponível em: <https://pubmed.ncbi.nlm.nih.gov/25316209/>. Acesso em: 25 fev. 2025.

HELY, M. A.; et al. The Sydney multicenter study of Parkinson's disease: the inevitability of dementia at 20 years. **Movement Disorders**, v. 23, i. 6, p. 837-844, Apr. 2008. Disponível em: <https://pubmed.ncbi.nlm.nih.gov/18307261/>. Acesso em: 25 fev. 2025.

HEYMANN, R. E. et al. Consenso Brasileiro do Tratamento da Fibromialgia. **Revista Brasileira de Reumatologia**, v. 50, n. 1, p. 56-66, 2010. Disponível em: <https://www.scielo.br/j/rbr/a/VD3Vcmj5QPNbM6MDcHGwF3f/?format=pdf&lang=pt>. Acesso em: 25 fev. 2025.

HOSS, M. I. **Efeito da mobilização articular passiva em modelo experimental de artrite gotosa**. 64 f. Dissertação (Mestrado em Biociências e Saúde) – Universidade Estadual do Oeste do Paraná, Cascavel, 2021. Disponível em: <https://tede.unioeste.br/bitstream/tede/5670/5/Iranilda_Hoss2021.pdf>. Acesso em: 25 fev. 2025.

JAKOVLJEVIC, D. G. Physical activity and cardiovascular aging: Physiological and molecular insights. **Experimental Gerontology**, v. 109, p. 67–74, Aug. 2018. Disponível em: <https://pubmed.ncbi.nlm.nih.gov/28546086/>. Acesso em: 25 fev. 2025.

JANSSEN, I. et al. Skeletal Muscle Mass and Distribution in 468 Men and Women Aged 18–88 yr. **Journal of Applied Physiology**, v. 89, i. 1, p. 81-88, 2000. Disponível em: <https://journals.physiology.org/doi/epdf/10.1152/jappl.2000.89.1.81>. Acesso em: 25 fev. 2025.

KAMADA, M. et al. Correlação entre exercício físico e qualidade de vida em pacientes com doença de Alzheimer. **Revista da Sociedade Brasileira de Clinica Médica**, v. 16, i. 2, p. 119-122, abr./jun. 2018. Disponível em: <https://docs.bvsalud.org/biblioref/2018/09/913374/162119-122.pdf>. Acesso em: 25 fev. 2025.

KATIRCIBASI, M. T. et al. Decrease Heart Rate Recovery in Patients with Heart Failure. Efect of Fuvastin Therapy. **International Heart Journal**, v. 46, i. 5, p. 845-854, Sept. 2005. Disponível em: <https://pubmed.ncbi.nlm.nih.gov/16272775/>. Acesso em: 25 fev. 2025.

KENYON, K.; KENYON, J. **Fisioterapia essencial**. 2. ed. Rio de Janeiro: Elsevier, 2010.

KHOSLA, S.; RIGGS, B. L. Pathophysiology of Age-Related Bone Loss and Osteoporosis. **Endocrinology and Metabolism Clinics of North America**, v. 34, i. 4, p. 1015-1030, Dec. 2005. Disponível em: <https://pubmed.ncbi.nlm.nih.gov/16310636/>. Acesso em: 25 fev. 2025.

KILTZ, U. et al. Evidenzbasierte Empfehlung zur Diagnostik und Therapie der Gichtarthritis im fachärztlichen Sektor. **Zeitschrift für Rheumatologie**, v. 76. p. 118- 124, Jan. 2017. Disponível em: <https://link.springer.com/article/10.1007/s00393-016-0249-1>. Acesso em: 25 fev. 2025.

LADEIRA, J. S.; MAIA, B. D. C.; GUIMARÃES, A. C. Principais alterações anatômicas no processo de envelhecimento. In: DANTAS, E. H. M.; SANTOS, C. A. S. **Aspectos biopsicossociais do envelhecimento e a prevenção de quedas na terceira idade**. Joaçaba: Editora Unoesc, 2017. p. 48-71.

LANNEFORS, L.; BUTTON, B. M.; McILWAINE, M. Physiotherapy in Infants and Young Children with Cystic Fibrosis: Current Practice and Future Developments. **Journal of the Royal Society of Medicine**, v. 97, Supl. 44, p. 8-25, 2004. Disponível em: <https://pmc.ncbi.nlm.nih.gov/articles/PMC1308795/>. Acesso em: 25 fev. 2025.

LEE, S. H.; YIM, S. J.; KIM, H. C. Aging of the Respiratory System. **Kosin Medical Journal**, v. 31, i. 1, p. 11-18, 2016. Disponível em: <https://kosinmedj.org/journal/view.php?doi=10.7180/kmj.2016.31.1.11>. Acesso em: 25 fev. 2025.

LEMONTE, A. B. V.; NUNES, M. J.; ZERBINI, C. A. de F. Artrite reumatoide e outras mesenquimopatias. In: FREITAS, E. V.; PY, L. **Tratado de geriatria e gerontologia**. 4. ed. Rio de Janeiro: Guanabara Koogan, 2017. p. 2059-2076.

LIMA, M. O. et al. A eficiência da mobilização neural na reabilitação da lombalgia: uma revisão de literatura. **Revista de Atenção em Saúde**, v. 10, n. 31, p. 45-49, jan./mar. 2012. Disponível em: <https://seer.uscs.edu.br/index.php/revista_ciencias_saude/article/view/1390/1197>. Acesso em: 25 fev. 2025.

LIVINGSTON, G. et al. Dementia Prevention, Intervention, and Care: 2024 Report of the Lancet Standing Commission. **The Lancet**, v. 404, i. 10452, p. 572-628, 2024. Disponível em: <https://www.thelancet.com/journals/lancet/article/PIIS0140-6736(24)01296-0/abstract>. Acesso em: 25 fev. 2025.

MACHADO, J. C. B. Doença de Alzheimer. In: FREITAS, E. V.; PY, L. **Tratado de geriatria e gerontologia**. 4. ed. Rio de Janeiro: Guanabara Koogan, 2017. p. 604-668.

MARIEB, E.; WILHELM, P.; MALLATT, J. **Anatomia humana**. São Paulo: Pearson Education do Brasil, 2014.

MARQUES, A. P. **Manual de goniometria**. 3. ed. Barueri: Manole, 2014.

MARTINI, C. S. S.; HAYDEN, A. H. V.; ZAFINO, C. M. B. Perfil cognitivo e motor dos pacientes atendidos no Programa de Fisioterapia Neurológica do Proneuro. **Boletim Informativo Unimotrisaúde em Sociogerontologia**, v. 25, n. 19, Edição Especial abr. 2021. Disponível em: <https://www.periodicos.ufam.edu.br/index.php/BIUS/article/view/8900>. Acesso em: 25 fev. 2025.

MARTINS, E. R. et al. Abordagem fisioterapêutica em pacientes com Acidente Vascular Encefálico. **Revista Casos e Consultoria**, v. 13, n. 1, e29139, 2022. Disponível em: <https://periodicos.ufrn.br/casoseconsultoria/article/view/29139>. Acesso em: 25 fev. 2025.

MARTIRE, J. P. L. et al. Fisiopatologia, classificação, diagnóstico e tratamento da insuficiência cardíaca congestiva: revisão de literatura. **Revista Científica do Hosp. Santa Rosa**, n. 16, p. 10-21, 2023. Disponível em: <https://revistacoorte.com.br/index.php/coorte/article/view/309/204>. Acesso em: 25 fev. 2025.

MATOS, J. da S. et al. Abordagem da fisioterapia aquática na dor, flexibilidade, capacidade funcional e qualidade de vida de pacientes com espondilite anquilosante. **Revista CPAQV – Centro de Pesquisas Avançadas em Qualidade de Vida**, v. 13, n. 2, p. 1-11, 2021. Disponível em: <https://revista.cpaqv.org/index.php/CPAQV/article/view/780>. Acesso em: 25 fev. 2025.

MEHTA, R.; CHINTHAPALLI, K. Glasgow Coma Scale Explained. **BMJ**, v. 365, i. 1296, p. 1-7, May 2019. Disponível em: <https://www.bmj.com/content/365/bmj.l1296.long>. Acesso em: 8 fev. 2025.

MOHALLEM, K. L.; GAMARSKI, R. Doença coronariana. In: FREITAS, E. V.; PY, L. **Tratado de geriatria e gerontologia**. 4. ed. Rio de Janeiro: Guanabara Koogan, 2017. p. 1353-1373.

MOI, R. C. **Envelhecimento do sistema tegumentar**: revisão sistemática da literatura. 111 f. Dissertação (Mestrado em Enfermagem) – Universidade de São Paulo, Ribeirão Preto, 2004. Disponível em: <https://teses.usp.br/teses/disponiveis/22/22132/tde-18052004-103619/publico/Dissertacao.pdf>. Acesso em: 25 fev. 2025.

MORENO-VECINO, B. et al. Sleep Disturbance, Obesity, Physical Fitness and Quality of Life in Older Women: Exernet Study Group. **Climacteric**, v. 20, i. 1, p. 72-79, Feb. 2017. Disponível em: <https://pubmed.ncbi.nlm.nih.gov/28042731/>. Acesso em: 25 fev. 2025.

MOTTA, L. B. Processo de envelhecimento. In: SALDANHA, A. L.; CALDAS, C. P. **Saúde do idoso**: a arte de cuidar. 2. ed. Rio de janeiro: Interciência, 2004. p. 115-124.

MUKHERJEE D.; PATIL, C. G. Epidemiology and the Global Burden of Stroke. **World Neurosurgery**, v. 76, i. 6, p. 85-90, Dec. 2011. Disponível em: <https://pubmed.ncbi.nlm.nih.gov/22182277/>. Acesso em: 1º abr. 2025.

NARANG, K. R. et al. Interactions Between Serum Urate-Associated Genetic Variants and Sex on Gout Risk: Analysis of the UK Biobank. **Arthritis Research & Therapy**, v. 21, i. 13, 2019. Disponível em: <https://arthritis-research.biomedcentral.com/articles/10.1186/s13075-018-1787-5>. Acesso em: 25 fev. 2025.

NIEUWBOER, A. et al. The Effect of a Home Physiotherapy Program for Persons with Parkinson's Disease. **Journal of Rehabilitation Medicine**, v. 33, i. 6, p. 266-272, Nov. 2001. Disponível em: <https://medicaljournals.se/jrm/content/abstract/10.1080/165019701753236455>. Acesso em: 25 fev. 2025.

NOGARO, A.; VERONEZE, D. J. Ser e estar professor em diferentes realidades: neurociências e envelhecimento docente–aspectos convergentes. **Revista Diálogo Educacional**, v. 22, n. 75, p. 1661-1687, out./dez. 2022. Disponível em: <https://periodicos.pucpr.br/dialogoeducacional/article/view/29562/25903>. Acesso em: 25 fev. 2025.

OBAS, V.; VASAN, R. S. The Aging Heart. **Clinical Science**, v. 132, i. 13, p. 1367-1382, July 2018. Disponível em: <https://pubmed.ncbi.nlm.nih.gov/29986877/>. Acesso em: 25 fev. 2025.

OLIVIERI, I. et al. Late-onset rheumatoid arthritis and late-onset spondyloarthritis. **Clinical and Experimental Rheumatology**, v. 27, i. 4, Suppl. 55, p. 139-145, July/Aug. 2009. Disponível em: <https://pubmed.ncbi.nlm.nih.gov/19822061/>. Acesso em: 25 fev. 2025.

OMS – Organização Mundial da Saúde. **Relatório mundial de envelhecimento e saúde**. Geneva, 2015.

ORIÁ, R. et al. Estudo das alterações relacionadas com a idade na pele humana utilizando métodos de histomorfometria e autofluorescência. **Anais Brasileiros de Dermatologia**, Rio de janeiro, v. 78, n. 4, p. 425-434, jul./ago. 2003. Disponível em: <https://www.scielo.br/j/abd/a/M35YXMfr8MXyQgrr36h4NMP/?format=pdf&lang=pt>. Acesso em: 25 fev. 2025.

ORLIAGUET, G.; RIOU, B.; LEGUEN, M. Maturation postnatale du diaphragme: des modifications ultrastructurales aux modifications fonctionnelles [Postnatal maturation of the diaphragm muscle: ultrastructural and functional aspects]. **Annales Françaises d'Anesthésie et de Réanimation**, v. 23, i. 5, p. 482-494, mai 2004. Disponível em: <https://pubmed.ncbi.nlm.nih.gov/15158239/>. Acesso em: 25 fev. 2025.

O'SULLIVAN, S. B. **Fisioterapia**: avaliação e tratamento. São Paulo: Manole, 2010.

PAIVA, K. M. et al. Perda auditiva e função cognitiva em idosos: uma revisão sistemática. **Revista Neurociências**, v. 31, p. 1-20, 2023. Disponível em: <https://www.researchgate.net/publication/369801415_Perda_auditiva_e_funcao_cognitiva_em_idosos_uma_revisao_sistematica>. Acesso em: 25 fev. 2025.

PAROHAN, M. et al. Risk Factors for Mortality in Patients with Coronavirus Disease 2019 (covid-19) Infection: a Systematic Review and Meta-Analysis of Observational Studies.**The Aging Male**, v. 23, i. 5, p. 1416-1424, Dec. 2020. Disponível em: <https://pubmed.ncbi.nlm.nih.gov/32508193/>. Acesso em: 25 fev. 2025.

PAZIN-FILHO, A.; SCHMIDT, A.; MACIEL, B. C. Ausculta cardíaca: bases fisiológicas–fisiopatológicas. **Medicina**, Ribeirão Preto, v. 37, p. 208-226, jul./dez. 2004. Disponível em: <https://revistas.usp.br/rmrp/article/view/499/498>. Acesso em: 25 fev. 2025.

PELETEIRO, A. C. et al. Nutricosméticos: um novo conceito para saúde e seus benefícios no processo de envelhecimento. **Rease – Revista Ibero-Americana de Humanidades, Ciências e Educação**, São Paulo, v. 7, n. 11, p. 560-576, nov. 2021. Disponível em: <https://periodicorease.pro.br/rease/article/view/3090/1227>. Acesso em: 25 fev. 2025.

PEREIRA, S.R. M. Fisiologia do envelhecimento. In: FREITAS, E. V.; PY, L. **Tratado de geriatria e gerontologia**. 4. ed. Rio de Janeiro: Guanabara Koogan, 2017. p. 383-414.

PEREIRA, S. R. M.; MENDONÇA, L. M. C. Osteoporose e osteomalácia. In: FREITAS, E. V.; PY, L. **Tratado de geriatria e gerontologia**. 4. ed. Rio de Janeiro: Guanabara Koogan, 2017. p. 2000-2039.

PESSINI, L. Bioética, envelhecimento humano e dignidade no adeus à vida. In: FREITAS, E. V.; PY, L. **Tratado de geriatria e gerontologia**. 4. ed. Rio de Janeiro: Guanabara Koogan, 2017. p. 279-299.

PIAN, L. C. M.; et al. Abordagem de *pectus carinatum* na atenção primária e seu impacto na saúde emocional do paciente: relato de caso. **Revista Brasileira de Medicina de Família e Comunidade**, Rio de Janeiro, v. 17, n. 44, e3495, 2022. Disponível em: <https://rbmfc.org.br/rbmfc/article/view/3495/1806>. Acesso em: 25 fev. 2025.

PINHEIRO, J. E. S.; BARBOSA, M. T. Doença de Parkinson e outros distúrbios do movimento em idosos. In: FREITAS, E. V.; PY, L. **Tratado de geriatria e gerontologia**. 4. ed. Rio de Janeiro: Guanabara Koogan, 2017. p. 874-898.

PITANGA, J. G.; MÉLO, T. do M.; MACIEL, N. F. B. Mobilização neural na hérnia de disco lombar: revisão sistemática. **Archives of Health Investigation**, v. 7, n. 7, p. 289-292, 2018. Disponível em: <https://archhealthinvestigation.com.br/ArcHI/article/view/3014/pdf>. Acesso em: 25 fev. 2025.

PRESTO, B.; DAMÁZIO, L. **Fisioterapia respiratória.** 4. ed. Rio de Janeiro: Elsevier, 2009.

PY, M. O. Doenças cerebrovasculares. In: FREITAS, E. V.; PY, L. **Tratado de geriatria e gerontologia**. 4. ed. Rio de Janeiro: Guanabara Koogan, 2017. p. 818-842.

REACH, G. Treatment Adherence in Patients with Gout. **Joint Bone Spine**, v. 78, i. 5, p. 456-459, Oct. 2011. Disponível em: <https://pubmed.ncbi.nlm.nih.gov/21724443/>. Acesso em: 25 fev. 2025.

REIJNDERS, J. S. et al. A Systematic Review of Prevalence Studies of Depression in Parkinson's Disease. **Movement Disorders**, v. 23, i. 2, p. 183-189, Jan. 2008. Disponível em: <https://pubmed.ncbi.nlm.nih.gov/17987654/>. Acesso em: 25 fev. 2025.

REZENDE, V. S.; CORTEZ, P. J. O. Perfil clínico-epidemiológico dos pacientes em pós-operatório de artroplastia em um hospital do sul de Minas Gerais. **Revista Ciências em Saúde**, v. 7, n. 3, p. 14-20, 2017. Disponível em: <https://portalrcs.hcitajuba.org.br/index.php/rcsfmit_zero/article/view/678/403>. Acesso em: 25 fev. 2025.

ROSENBERG, I. H. Sarcopenia: Origins and Clinical Relevance. **Journal of Nutrition**, v. 127, i. 5, p. 990-991, May 1997. Disponível em: <https://pubmed.ncbi.nlm.nih.gov/9164280/>. Acesso em: 25 fev. 2025.

ROSSI, E. Artropatias próprias da velhice e outras. In: FREITAS, E. V.; PY, L. **Tratado de geriatria e gerontologia**. 4. ed. Rio de Janeiro: Guanabara Koogan, 2017. p. 2096-2115.

RUIZ-IRASTORZA, G. et al. Clinical Efficacy and Side Effects of Antimalarials in Systemic Lupus Erythematosus: A Systematic Review. **Annals of the Rheumatic Diseases**, v. 69, i. 1, p. 20-28, Jan. 2010. Disponível em: <https://pubmed.ncbi.nlm.nih.gov/19103632/>. Acesso em: 25 fev. 2025.

SALOMÉ, G. M.; ESPÍRITO SANTO, P. F. do; FERREIRA, L. M. Distúrbio do sono em indivíduos diabéticos sem ulceração e indivíduos diabéticos com ulceração no pé. **Revista de Enfermagem UFPE**, Recife, v. 11, n. 9, p. 3429-3438, set. 2017. Disponível em: <https://periodicos.ufpe.br/revistas/revistaenfermagem/article/view/110242/22179>. Acesso em: 25 fev. 2025.

SANTANA, M. da S.; MAIA, E. M. C. Atividade física e bem-estar na velhice. **Revista Salud Pública**, v. 11, n. 2, p. 225-236, 2009. Disponível em: <https://www.scielosp.org/pdf/rsap/2009.v11n2/225-236/pt>. Acesso em: 25 fev. 2025.

SANTOS, D. F. Gota: uma revisão. **Revista Médica da UFPR**, v. 3, n. 1, p. 25-31, 2016. Disponível em: <https://revistas.ufpr.br/revmedicaufpr/article/view/46382/27938>. Acesso em: 25 fev. 2025.

SANTOS, M. F. R. dos; TEIXEIRA, H. P.; COELHO, L. de P. Neuropsicologia e reabilitação cognitiva em pacientes acometidos de acidente vascular encefálico. **Revista Transformar**, v. 12, n. 1, p. 1-25, jan./jul. 2018. Disponível em: <https://www.fsj.edu.br/transformar/index.php/transformar/article/viewFile/141/122>. Acesso em: 25 fev. 2025.

SANTOS, S. S.; FERRO, T. T. de L. Atuação do fisioterapeuta neurofuncional no paciente com doença de Parkinson: uma revisão narrativa. **Research, Society and Development**, v. 11, n. 2, e5211225363, 2022. Disponível em: <https://rsdjournal.org/index.php/rsd/article/download/25363/22290/297487>. Acesso em: 25 fev. 2025.

SANTOS, W. B. et al. Exames subsidiários em cardiogeriatria. In: FREITAS, E. V.; PY, L. (Ed.). **Tratado de geriatria e gerontologia**. 4. ed. Rio de Janeiro: Guanabara Koogan, 2017. p. 1067-1124.

SENNA, E. R.; et al. Prevalence of Rheumatic Diseases in Brazil: A Study Using the COPCORD Approach. **The Journal of Rheumatology**, v. 31, i. 3, p. 594-597, Mar. 2004. Disponível em: <https://www.jrheum.org/content/31/3/594.long>. Acesso em: 25 fev. 2025.

SERENIKI, A.; VITAL, M. A. B. F. A doença de Alzheimer: aspectos fisiopatológicos e farmacológicos. **Revista Psiquiatria Rio Grande do Sul**, v. 30, Supl. 1, p. 1-17, 2008. Disponível em: <https://www.scielo.br/j/rprs/a/LNQzKPVKxLSsjbTnBCps4XM/?format=pdf&lang=pt>. Acesso em: 25 fev. 2025.

SILVA, C. C. da et al. Covid-19: aspectos da origem, fisiopatologia, imunologia e tratamento: uma revisão narrativa. **Reas – Revista Eletrônica Acervo Saúde**. v. 13, n. 3, p. 1-8, 2021. Disponível em: <https://acervomais.com.br/index.php/saude/article/view/6542/4310>. Acesso em: 25 fev. 2025.

SOCIEDADE BRASILEIRA DE REUMATOLOGIA. **Artrite reumatoide**. 17 out. 2022. Disponível em: <https://www.reumatologia.org.br/doencas-reumaticas/artrite-reumatoide>. Acesso em: 25 fev. 2025.

SOFIATTI, S. de L. et al. importância da fisioterapia na capacidade funcional de idosos com risco de quedas. **Revista Brasileira Militar de Ciências**, v. 7, n. 17, p. 31-37, 2021. Disponível em: <https://rbmc.emnuvens.com.br/rbmc/article/view/87/54>. Acesso em: 25 fev. 2025.

STRÖM, H.; HUSS, K.; LARSSON, S. Unrestricted Weight Bearing and Intensive Physiotherapy After Uncemented Total Hip Arthroplasty. **Scandinavian Journal Surgery**, v. 95, i. 1, p. 55-60, 2006. Disponível em: <https://pubmed.ncbi.nlm.nih.gov/16579257/>. Acesso em: 25 fev. 2025.

SVARTENGREN, M.; FALK, R.; PHILIPSON, K. Long-Term Clearance From Small Airways Decreases With Age. **European Respiratory Society**, v. 26, i. 4, p. 609-615, Oct. 2005. Disponível em: <https://pubmed.ncbi.nlm.nih.gov/16204590/>. Acesso em: 25 fev. 2025.

TAFFET, G. E.; DONOHUE, J. F.; ALTMAN, P. R. Considerations for Managing Chronic Obstructive Pulmonary Disease in the Elderly. **Clinical Interventions in Aging**, v. 9, p. 23-30, 2014. Disponível em: <https://pubmed.ncbi.nlm.nih.gov/24376347/>. Acesso em: 25 fev. 2025.

TAKATA, E. T. et al. Abordagem cirúrgica lateral do quadril com osteotomia parcial do trocanter maior. **Revista Brasileira de Ortopedia**, v. 30, n. 7, p. 443-451, jul. 1995. Disponível em: <https://cdn.publisher.gn1.link/rbo.org.br/pdf/30-0/1995_jul_43.pdf>. Acesso em: 25 fev. 2025.

TEASDALE, S. G. Forty Years on: Updating the Glasgow Coma Scale. **Nursing Times**, v. 110, i. 42, p. 12-16, 2014. Disponível em: <https://www.nursingtimes.net/emergency-and-critical-care/forty-years-on-updating-the-glasgow-coma-scale-10-10-2014/>. Acesso em: 25 fev. 2025.

TONHOLI, D. F.; OLTRAMARI, G. Prevalência, desempenho cognitivo e funcionalidade de idosos com doença de Alzheimer em instituições de longa permanência de Bento Gonçalves. **Pajar**, v. 5, n. 1, p. 23-29, 2017. Disponível em: <https://revistaseletronicas.pucrs.br/pajar/article/view/26051/15816>. Acesso em: 25 fev. 2025.

TSEZOU, A. Osteoarthritis Year in Review 2014: Genetics and Genomics. **Osteoarthritis and Cartilage**. v. 22, i. 12, p. 2017-2024, Dec. 2014. Disponível em: <https://pubmed.ncbi.nlm.nih.gov/25456297/>. Acesso em: 25 fev. 2025.

UFMA – Universidade Federal do Maranhão. Hospital Universitário. Serviço de Traumato-ortopedia. **Artroplastia de quadril**: manual de instruções ao paciente. Disponível em: <https://www.gov.br/ebserh/pt-br/hospitais-universitarios/regiao-nordeste/hu-ufma/saude/area-do-paciente/ANEXO1CARTILHAATQ.pdf>. Acesso em: 25 fev. 2025.

UN – United Nations. Department of Economic and Social Affairs. **World population prospects 2019:** Highlights. New York, 2019.

WAGNER, M. et al. Age-Related Changes of Cerebral Autoregulation: New Insights With Quantitative T2'-Mapping and Pulsed Arterial Spin-Labeling MR Imaging. **American Journal of Neuroradiology**, v. 33, i. 11, p. 2081-2087, Dec. 2012. Disponível em: <https://pmc.ncbi.nlm.nih.gov/articles/PMC7965581/pdf/zj42081.pdf>. Acesso em: 25 fev. 2025.

WAN, D.; KRASSIOUKOV, A. V. Life-Threatening Outcomes Associated with Autonomic Dysreflexia: A Clinical Review. **The Journal of Spinal Cord Medicine**, v. 37, i. 1, p. 2-10, Jan. 2014. Disponível em: <https://pubmed.ncbi.nlm.nih.gov/24090418/>. Acesso em: 25 fev. 2025.

WANG, C. et al. A Novel Coronavirus Out Break of Global Health Concern. **The Lancet**, v. 395, i. 10223, p. 470-473, Feb. 2020. Disponível em: < https://www.thelancet.com/journals/lancet/article/PIIS0140-6736(20)30185-9/fulltext>. Acesso em: 25 fev. 2025.

WIBELINGER, L. M. **Fisioterapia em reumatologia**. 2. ed. Bauru: Revinter, 2015.

WHO – World Health Organization. **Envelhecimento ativo**: uma política de saúde. Tradução Suzana Gontijo. Brasília: Organização Pan-Americana da Saúde, 2005. Disponível em: <https://bvsms.saude.gov.br/bvs/publicacoes/envelhecimento_ativo.pdf>. Acesso em: 25 fev. 2025.

WUNDERINK, R. G.; WATERER, G. W. Community-Acquired Pneumonia. **New England Journal of Medicine**, v. 370, i. 6, p. 543-551, Feb. 2014. Disponível em: <https://pubmed.ncbi.nlm.nih.gov/24499212/>. Acesso em: 25 fev. 2025.

ZEPETNEK, J. O. T.; GIANGREGORIO, L. M.; CRAVEN, B. C. Whole-body Vibration as Potential Intervention for People With Low Bone Mineral Density and Osteoporosis: A Review. **Journal of Rehabilitation Research and Development**, v. 46, i. 4, p. 529-542, 2009. Disponível em: <https://pubmed.ncbi.nlm.nih.gov/19882487/>. Acesso em: 25 fev. 2025.

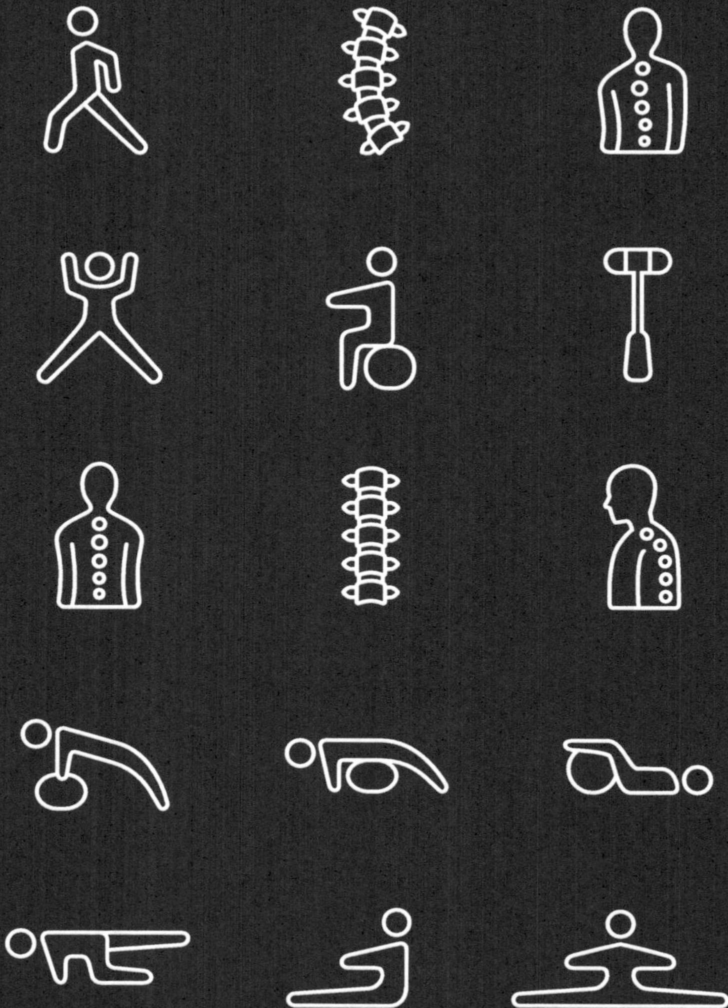

Respostas

Capítulo 1

Questões para revisão

1. d
2. e
3. e
4. b
5. Senescência é o envelhecimento que ocorre de forma natural e fisiológica. Senilidade é o processo de envelhecimento marcado por doenças associadas e intenso declínio funcional.

Questão para reflexão

1. Nas duas respostas, o leitor deve reconhecer que todo indivíduo é um ser complexo e multidimensional, condição potencializada na população geriátrica, considerando que a pessoa idosa já vivenciou mais experiências e traz consigo mais informações que devem ser pormenorizadas, a fim de garantir um atendimento holístico, abrangente e digno.

Capítulo 2

Questões para revisão

1. b
2. a
3. c
4. e

5. Estertores crepitantes (crepitações de alta frequência). É um sinal patognomônico da pneumonia. A disfagia é a incapacidade de deglutir de forma funcional, ou seja, o líquido ou alimento que deveria ser direcionado ao esôfago e ao estômago invade as vias respiratórias, levando a broncoaspiração e, consequentemente, a pneumonia.

Questão para reflexão

1. Espera-se que o leitor destaque que, visto que o paciente relata incômodo em pernas causado pelo edema, não há necessidade de se fazer avaliação de aspectos neurológicos. Como a avaliação fisioterapêutica deve ser específica para cada caso, o enfoque deve ser no sistema cardiovascular, obtendo informações que orientem a propor um plano de tratamento voltado à redução de edema, como exercícios terapêuticos miolinfocinéticos que visem melhora do retorno venoso e posturas que evitem acúmulo de líquido.

Capítulo 3

Questões para revisão

1. b
2. c
3. d
4. Redução da força isométrica máxima e fatigabilidade muscular, redução dos níveis de força muscular, aumento do risco de quedas, declínio da massa muscular, redução da densidade mineral óssea.
5. Utilização de meias compressivas, equipamentos pneumáticos intermitentes (por exemplo, bota), deambulação precoce (após liberação do cirurgião), cinesioterapia motora (mobilização articular, isometria), exercícios miolinfocinéticos (por exemplo, bomba de tornozelo – movimentos preferencialmente ativos de dorsiflexão e

plantiflexão) para prevenção e/ou redução de edema e melhora do retorno venoso, posicionamento antigravitacional.

Questão para reflexão

1. Espera-se que o leitor indique que o fisioterapeuta deve focar na prevenção de eventos tromboembólicos, como trombose venosa profunda e tromboembolismo pulmonar, por meio de exercícios miolinfocinéticos e mobilização articular (ativa, preferencialmente).

Capítulo 4

Questões para revisão

1. c
2. c
3. b
4. Embora o paciente esteja hipoxêmico e com sinais de esforço respiratório, a oxigenoterapia suplementar não deve ser utilizada isoladamente, mas associada com ventilação não invasiva (VNI). A modalidade CPAP é amplamente utilizada; entretanto, pacientes com DPOC têm mais tolerância ao BiPAP (dois níveis de pressão), por apresentarem hiperinsuflação pulmonar crônica – ou seja, na inspiração ele terá maior nível pressórico nas vias aéreas, facilitando a expiração. A fisioterapia objetiva, nesse caso, reversão do quadro de hipoxemia e dispneia, melhora do padrão ventilatório e dos sinais de esforço respiratório.
5. Entre as principais causas da alta prevalência de pneumonia entre os idosos, destacam-se: disfagia, tabagismo, desnutrição e sarcopenia, DPOC, ICC, disfunção renal e hepática, diabetes, neoplasia, doenças neurológicas, alcoolismo, imunossupressão etc. Na pneumonia, geralmente a ausculta pulmonar encontra-se alterada com redução ou ausência de murmúrio vesicular, e presença de estertores crepitantes, que indicam líquido no interstício pulmonar;

ruídos causados por hipersecreção (roncos, bolhosos, sibilos inspiratórios); atrito pleural, comum em casos de complicações secundárias a infecção, como derrame pleural. Em casos de pneumonia, com exceção de DPOC associado, devem ser adotadas manobras e técnicas de desobstrução e reexpansão pulmonar, uma vez que a higiene brônquica se faz necessária, bem como a reversão de áreas colapsadas (atelectasia).

Questão para reflexão

1. A educação em saúde deve ser colocada em prática no atendimento, fornecendo informações importantes para os indivíduos, objetivando estimular e incentivar a adoção de novos hábitos e comportamentos, como controle de peso corporal, prática regular de atividade física, acompanhamento psicológico, cessação de tabagismo e etilismo, adesão a terapia medicamentosa, entre outros. Para tanto, é primordial a comunicação entre equipe, paciente, familiares e/ ou cuidadores.

Capítulo 5

Questões para revisão

1. b
2. d
3. c
4. Acidente vascular encefálico. Durante o internamento, o objetivo não é reabilitar esse paciente, mas evitar possíveis complicações secundárias. Algumas condutas a serem adotadas são: posicionamento adequado no leito, tomada de peso no hemicorpo plégico, estímulos proprioceptivos, cinesioterapia passiva, ativa ou ativo-assistida, exercícios respiratórios para manter volumes e capacidades pulmonares, estímulo a tosse e higiene brônquica, prevenção de eventos tromboembólicos.

5. Redução da densidade mineral óssea (osteopenia e osteoporose); aumento do risco de fraturas patológicas; dor muscular e articular; perda de massa e força muscular; encurtamentos e contraturas musculares; rigidez e deformidade articular; desenvolvimento de úlceras de pressão; aumento da prevalência de trombose venosa profunda (TVP), tromboembolismo pulmonar (TEP) e pneumonia; redução de volumes e capacidades pulmonares; atelectasia e congestão pulmonar; edema em membros; disfagia; delirium; disfunções gastrointestinais.

Questão para reflexão

1. Uma vez que o paciente não apresenta perspectiva de melhora ou de reversão do quadro, o fisioterapeuta deve enfatizar a prevenção de complicações secundárias à doença de base, ou seja, profilaxia respiratória, circulatória e osteomioarticular. Sendo assim, o objetivo é evitar que o paciente desenvolva infecções respiratórias, eventos tromboembólicos, lesões por pressão e deformidades articulares decorrentes do processo de imobilização.

Capítulo 6

Questões para revisão

1. a
2. c
3. d
4. Redução do espaço intrarticular, presença de cistos subcondrais, osteofitose marginal (bico de papagaio) e degradação óssea. Em casos de gravidade, quando o tratamento conservador mostra-se ineficaz, é indicado o tratamento cirúrgico – artroplastia parcial ou total de quadril ou joelho, com a substituição de um ou mais componentes articulares por uma prótese (cimentada ou não cimentada).

5. Os pontos estão localizados nas seguintes regiões: occipital; músculo trapézio; músculo supraespinhal; músculo glúteo; grande trocânter do fêmur; cervical inferior; segundo espaço intercostal; epicôndilo lateral do cotovelo; joelho – medialmente. Entre a sintomatologia apresentada, destacam-se: fadiga, cefaleia, olhos secos, depressão, ansiedade, dificuldade de foco e atenção, distúrbios de sono, distúrbios urinários, palpitações, disfunções intestinais. A intervenção fisioterapêutica consiste em analgesia, com técnicas como eletroterapia (p. ex. Tens), termoterapia (compressas quentes ou ultrassom), fototerapia (infravermelho ou laserterapia), massoterapia, cinesioterapia (mobilização articular, alongamento e fortalecimento muscular), hidroterapia e técnicas manuais para desativação de pontos de gatilho.

Questão para reflexão

1. Eles devem ser avaliados considerando suas múltiplas facetas – não só a física –, pois diversos fatores influenciam a evolução e o prognóstico dessa doença. O fisioterapeuta deve estar alerta para situações de descompensação emocional e, se necessário, encaminhá-lo a um serviço especializado, pois "não devemos abrir feridas que não sabemos fechar".

Sobre a autora

Mychelle Fontoura Jung é doutoranda e mestra em Tecnologia em Saúde pela Pontifícia Universidade Católica do Paraná (PUCPR), graduada em Fisioterapia pela mesma instituição e laureada com o prêmio Marcelino Champagnat, com residência em Saúde do Idoso pelo Hospital Santa Casa de Misericórdia de Curitiba. Com ênfase em geriatria e gerontologia, sua experiência profissional na área da saúde abrange atendimento fisioterapêutico hospitalar ambulatorial e em unidade de terapia intensiva (UTI), com domínio em assistência ventilatória mecânica. Durante a pandemia de Covid-19, atuou na linha de frente no atendimento fisioterapêutico de pacientes críticos em UTI. Na docência, sua experiência abrange cursos de graduação e de pós-graduação, palestras em sala de aula e eventos científicos. Atualmente, é revisora da revista *Fisioterapia em Movimento*, com publicações de artigos em anais de eventos e periódicos, e compõe o corpo docente do Centro Universitário Internacional Uninter. Além disso, atua como fisioterapeuta no Programa de Oxigenoterapia Domiciliar do município de Colombo, no Paraná.

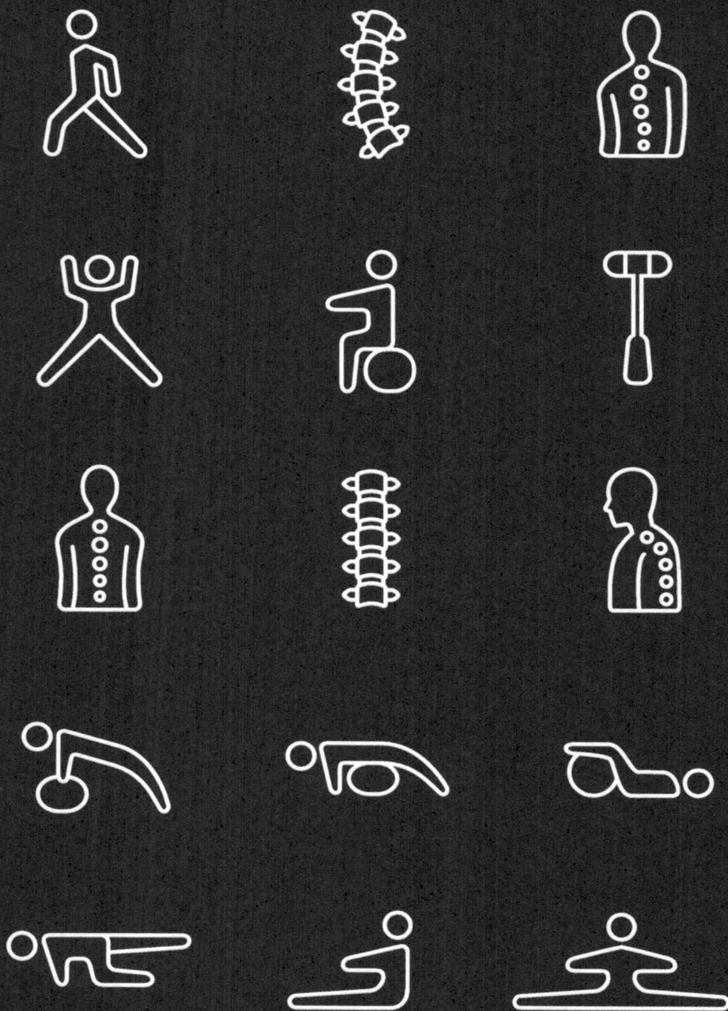

Impressão:
Abril/2025